中医药文化是关于人与自然，生命与健康、疾病的独特认知智慧与结晶，是人类灿烂文明的重要组成部分，为人类的生存繁衍做出了重大贡献。

TCM culture, the distinctive cognition and crystalized wisdom about human-nature and life-health-disease, outstanding in the splendid civilization of human, has contributed tremendously to the survival and reproduction of mankind.

La culture de la médecine traditionnelle chinoise est une sagesse cognitive unique et une cristallisation sur les gens et la nature, la vie et la santé et la maladie. C'est une partie importante de la civilisation humaine et a apporté une contribution significative à la vie et à la reproduction des êtres humains.

Культура традиционной китайской медицины—это уникальная квинтэссенция мудрости знаний о людях и природе, жизни и здоровье, а также о болезнях. Являясь важной частью великолепия цивилизации человека, она внесла существенный вклад в выживание и развитие человечества.

La cultura de la medicina tradicional china reside ser un conocimiento singular y cristalizado del hombre, esta también la es entre la naturaleza, la vida y la salud, las enfermedades, la sabiduría y la cristalización, que constituye un componente importante de la espléndida civilización humana y una contribución importante a la supervivencia y la reproducción de la humanidad.

تعد ثقافة الطب الصيني التقليدي جوهر الحكمة المعرفية المميزة بخصوص الانسان والطبيعة ،الحياة والصحة والمرض.
لقد قدم مساهمة كبيرة للبقاء والتناسل الانساني إعتباراً من جزء مهم من الحضارة البشرية الرائعة .

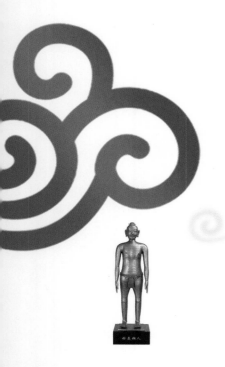

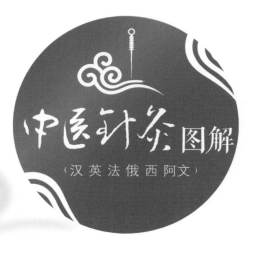

中医针灸图解
（汉 英 法 俄 西 阿文）

主　编　刘保延　杨金生

副主编（按姓氏笔画排序）

王莹莹　邓 孜　杨宇洋　张立剑

编　委（按姓氏笔画排序）

于文明　王国强　王笑频　邓良月

朱　兵　闫树江　李大宁　李维衡

杨龙会　吴中朝　黄龙祥　麻　颖

景向红　喻晓春

编写人员（按姓氏笔画排序）

王宏才　王莹莹　文碧玲　邓　孜

刘保延　刘竞元　刘雪利　杨宇洋

杨金生　张立剑　陈　超　易文军

周玥彤　荣培晶　贾晓健　霍晓娜

人民卫生出版社
PMPH　PEOPLE'S MEDICAL PUBLISHING HOUSE

中文

English

Français

Русский

Español

العربية

版权所有，侵权必究！

图书在版编目（CIP）数据

中医针灸图解：汉、英、法、俄、西、阿 / 刘保延，杨金生主编 . —北京：人民卫生出版社，2020.8
ISBN 978-7-117-30261-6

Ⅰ.①中…　Ⅱ.①刘…②杨…　Ⅲ.①针灸疗法 — 图解　Ⅳ.①R245-64

中国版本图书馆 CIP 数据核字（2020）第 136570 号

人卫智网　www.ipmph.com　医学教育、学术、考试、健康，
　　　　　　　　　　　　　购书智慧智能综合服务平台
人卫官网　www.pmph.com　人卫官方资讯发布平台

中医针灸图解（汉 英 法 俄 西 阿文）
Zhongyi Zhenjiu Tujie（Han-Ying-Fa-E-Xi-A Wen）

主　　编：刘保延　杨金生
出版发行：人民卫生出版社（中继线 010-59780011）
地　　址：北京市朝阳区潘家园南里 19 号
邮　　编：100021
E - mail：pmph @ pmph.com
购书热线：010-59787592　010-59787584　010-65264830
印　　刷：廊坊一二〇六印刷厂
经　　销：新华书店
开　　本：889×1194　　1/16　　印张：18
字　　数：567 千字
版　　次：2020 年 8 月第 1 版
印　　次：2020 年 11 月第 1 次印刷
标准书号：ISBN 978-7-117-30261-6
定　　价：198.00 元
打击盗版举报电话：010-59787491　E-mail：WQ @ pmph.com
质量问题联系电话：010-59787234　E-mail：zhiliang @ pmph.com

A Pictured Introduction of Acupuncture and Moxibustion of Traditional Chinese Medicine
(Chinese, English, French, Russian, Spanish, Arabic)

Editor-in-Chief   Liu Baoyan   Yang Jinsheng

Deputy Editors-in-Chief (in the order of the strokes of surname)

Wang Yingying   Deng Zi   Yang Yuyang   Zhang Lijian

Editorial Board (in the order of the strokes of surname)

Yu Wenming	Wang Guoqiang	Wang Xiaopin
Deng Liangyue	Zhu Bing	Yan Shujiang
Li Daning	Li Weiheng	Yang Longhui
Wu Zhongchao	Huang Longxiang	Ma Ying
Jing Xianghong	Yu Xiaochun	

Editors (in the order of the strokes of surname)

Wang Hongcai	Wang Yingying	Wen Biling
Deng Zi	Liu Baoyan	Liu Jingyuan
Liu Xueli	Yang Yuyang	Yang Jinsheng
Zhang Lijian	Chen Chao	Yi Wenjun
Zhou Yuetong	Rong Peijing	Jia Xiaojian
Huo Xiaona		

中文　English　Français　Русский　Español　العربية

Illustration d'Acupuncture-Moxibustion de Médecine Traditionnelle Chinoise
(Chinois, Anglais, Français, Russe, Espagnol, Arabe)

Rédacteur en chef: Liu Baoyan   Yang Jinsheng

Rédacteurs en chef adjoint (triés par trait de nom de famille chinois)

Wang Yingying   Deng Zi   Yang Yuyang   Zhang Lijian

Comité de rédaction (triés par trait de nom de famille chinois)

Yu Wenming	Wang Guoqiang	Wang Xiaopin
Deng Liangyue	Zhu Bing	Yan Shujiang
Li Daning	Li Weiheng	Yang Longhui
Wu Zhongchao	Huang Longxiang	Ma Ying
Jing Xianghong	Yu Xiaochun	

Rédacteurs (triés par trait de nom de famille chinois)

Wang Hongcai	Wang Yingying	Wen Biling
Deng Zi	Liu Baoyan	Liu Jingyuan
Liu Xueli	Yang Yuyang	Yang Jinsheng
Zhang Lijian	Chen Chao	Yi Wenjun
Zhou Yuetong	Rong Peijing	Jia Xiaojian
Huo Xiaona		

Акупунктура и Прижигание традиционной китайской медицины с комментарией в иллюстрациях

(Китайский, английский, французский, русский, испанский, арабский)

Главный редактор: Liu Baoyan   Yang Jinsheng

Заместители главного редактора (отсортировано по штрихам китайской фамилии)

Wang Yingying   Deng Zi   Yang Yuyang   Zhang Lijian

Редколлегия (отсортировано по штрихам китайской фамилии)

Yu Wenming	Wang Guoqiang	Wang Xiaopin
Deng Liangyue	Zhu Bing	Yan Shujiang
Li Daning	Li Weiheng	Yang Longhui
Wu Zhongchao	Huang Longxiang	Ma Ying
Jing Xianghong	Yu Xiaochun	

Редакторы (отсортировано по штрихам китайской фамилии)

Wang Hongcai	Wang Yingying	Wen Biling
Deng Zi	Liu Baoyan	Liu Jingyuan
Liu Xueli	Yang Yuyang	Yang Jinsheng
Zhang Lijian	Chen Chao	Yi Wenjun
Zhou Yuetong	Rong Peijing	Jia Xiaojian
Huo Xiaona		

Ilustración de Acupuntura y Moxibustión de Medicina Tradicional China
(Chino, Inglés, Francés, Ruso, Español, Árabe)

Editor en Jefe: Liu Baoyan   Yang Jinsheng

Editores en Jefe Adjuntos (ordenados por los trazos del apellido)

Wang Yingying   Deng Zi   Yang Yuyang   Zhang Lijian

Consejo Editorial (ordenados por los trazos del apellido)

Yu Wenming	Wang Guoqiang	Wang Xiaopin
Deng Liangyue	Zhu Bing	Yan Shujiang
Li Daning	Li Weiheng	Yang Longhui
Wu Zhongchao	Huang Longxiang	Ma Ying
Jing Xianghong	Yu Xiaochun	

Editores (ordenados por los trazos del apellido)

Wang Hongcai	Wang Yingying	Wen Biling
Deng Zi	Liu Baoyan	Liu Jingyuan
Liu Xueli	Yang Yuyang	Yang Jinsheng
Zhang Lijian	Chen Chao	Yi Wenjun
Zhou Yuetong	Rong Peijing	Jia Xiaojian
Huo Xiaona		

الرسم البياني للوخز بالإبر الطب الصي
(الصينية و الإنجليزية والفرنسية والروسية والإسبانية والعربية)

رئيس التحرير

ليو باو يان   يانغ جين شنغ

نائب رئيس التحرير (مرتبة حسب حروف اسم العائلة باللغة الصينية)

وانغ ينغ ينغ   دنغ زي   يانغ يوي يانغ   تشانغ لي جيان

هيئة التحرير (مرتبة حسب حروف اسم العائلة باللغة الصينية)

وانغ شياو بين	وانغ قوه تشيانغ	يوى ون مينغ
يان شوجيانغ	تشو بينغ	دنغ ليانغ يوه
يانغ لونغ هوي	لي وي هنغ	لي دانينغ
ما ينغ	هوانغ لونغ شيانغ	وو تشونغ تشاو
يوى شياوتشون	جينغ شيانغ هونغ	

المؤلفون (مرتبة حسب حروف اسم العائلة باللغة الصينية)

ون يي لينغ	**وانغ ينغ ينغ**	**وانغ هونغ تساي**
ليو جينغ يوان	ليو باويان	دنغ زي
يانغ جين شنغ	يانغ يويانغ	يانغ يوى يانغ
إي ون جيون	تشن تشاو	تشانغ لي جيان
جيا شياو جيان	رونغ بيجين	تشو يويه تونغ
		هوه شياو نا

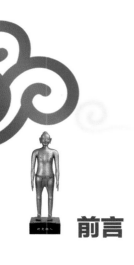

前言

中华文化源远流长，中华医药博大精深。中国作为世界文明古国之一，在人类发展的漫漫历史长河中，形成和积淀了独具特色的中国传统文化，这其中也孕育了中医药篇章。中医药文化是关于人与自然，生命与健康、疾病的独特认知智慧与结晶，是人类灿烂文明的重要组成部分，为人类的生存繁衍做出了重大贡献。中医药以其独特的民族性、地域性、传承性、包容性和认同感在世界文化中独树一帜，目前已成为外国朋友们了解中国文化的窗口之一。

中医药是中国历代医家在长期的临床实践中形成的医疗、养生和保健技术，融合人文哲学、宇宙观、生命观等理念，强调人体与自然的整体关系，"阴阳五行、天人合一"；通过"望、闻、问、切"，重视舌象、脉象的变化，"三因制宜、辨证论治"；归纳中药的四气五味、升降浮沉、归经、毒性等，突出中药的复方配伍、加工炮制等使用特点，"君臣佐使、补虚泻实"；创立了针刺、艾灸、推拿、按摩、刮痧、拔罐、食疗、药酒、气功、太极等丰富的养生保健技术和治疗方法；尤其在预防保健上，特别重视"既病防变，未病先防"的"治未病"理念，倡导"精神调摄、起居有常、饮食有节、动静结合"等预防保健思想和方法，以促进健康，延年益寿。

2010年11月16日，由中国申报的"中医针灸"项目正式通过联合国教科文组织保护非物质文化遗产政府间委员会审议，入选人类非物质文化遗产代表作名录。"中医针灸"属于"有关自然界和宇宙的知识及实践"领域，成为人类共享的非物质文化财富，这体现了国际社会对于中医药的高度认可，也反映了中医药对于人类社会的突出贡献。

随着社会的发展和人类对健康的追求，中医药在维护人类健康和防病治病方面的重要性越来越受到人们的重视，尤其在追求回归自然的今天，独具特色的中医药显示出强大的生命力。中医药诊疗技法丰富、适应证广泛、临床疗效确切、毒副作用少等特点颇受广大民众的欢迎。据世界针灸学会联合会（WFAS）统计，目前全球已有183个国家和地区使用中医药和针灸。随着中国的进一步对外开放和中华文化走向世界，中医药对外交流和合作将不断深入，民众对中医药的认知度和使用度将不断提升，中医药必将为人类的健康事业做出更大的贡献。

WFAS是与世界卫生组织（WHO）建立正式工作关系的、与国际标准化组织（ISO）建立A级联络关系的非政府性针灸团体的国际联合组织，总部设在中国北京。从1987年11月22日成立至今，世界针灸学会联合会已经从55个团体会员发展到了246个，遍布70个国家和地区，代表了全球40万针灸工作者，其中在"一带一路"沿线覆盖30个国家和地区，拥有团体会员90家。2013年11月14日在澳大利亚悉尼召开的世界针灸学会联合会第八届会员代表大会暨世界针灸学术大会,将每年 11 月 16—22 日定为"世界针灸周",以纪念中医针灸 11 月 16 日申遗成功和世界针灸学会联合会 11 月 22 日成立,并号召各国中医针灸界组织义诊、咨询和展览等相关活动以纪念。自 2014 年起,世界针灸学会联合会通过开展"一带一路"中医药针灸风采行系列活动,采用高层互动、学术交流、义诊讲座、展览展示、教育培训等多种方式,宣传中医针灸文化,传播中医针灸知识,培养中医药人才,扩大中医针灸知名度,推动中医针灸在当地的发展。目前已经在俄罗斯、法国、英国、美国、土耳其、意大利、荷兰等 20 多个国家和地区举办过"人类非物质文化遗产'中医针灸'展",不仅促进了中医针灸的国际交流,也提升了中医针灸的世界认知度和影响力。

为了让各国的中医针灸从业者和广大社区民众从不同的视角和文化背景,了解悠久的中医针灸渊源、体味深刻的文化内涵、相信独特的理论体系、使用特色的诊疗技术、践行丰富的养生方法等,我们编写了《中医针灸图解》,主要内容包括中医针灸的申遗保护、历史脉络、经络腧穴、诊疗技术、养生保健、传承代表、现代发展和国际传播等,并翻译成联合国官方的其他通用语言英文、法文、俄文、西班牙和阿拉伯文,使联合国教科文组织进一步熟悉中医针灸,感受中医针灸的文化底蕴和科学内涵;使世界各国进一步了解中医针灸,感受中医针灸的医学知识和国际传播;使人民大众进一步体验中医针灸,使用中医针灸的技术方法,增进人民健康福祉。

2020 年是中医针灸入选人类非物质文化遗产代表作名录 10 周年,在中华人民共和国文化和旅游部、国家中医药管理局和中国中医科学院的大力支持下,由世界针灸学会联合会、中国针灸学会和中国中医科学院针灸研究所等中医针灸传承保护单位,组织编写多语种《中医针灸图解》,作为庆祝中医针灸申遗 10 周年和"世界针灸周"的献礼,以期中医针灸世界传扬。限于编著者理解水平和翻译语境等因素,本书难免存在错误和遗漏,敬请广大读者批评指正,特表谢意。

作者于北京

2020 年 3 月 16 日

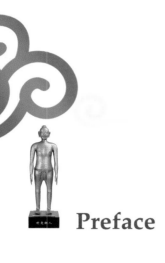

Preface

China, a country with a long history and civilization, has accumulated and formed its unique traditional Chinese culture in the development of humanity, which has given birth to traditional Chinese medicine (TCM). TCM culture, the distinctive cognition and crystalized wisdom about human-nature and life-health-disease, outstanding in the splendid civilization of human, has contributed tremendously to the survival and reproduction of mankind. Distinguished in the world culture by its nationality, regionality, inheritance, inclusiveness and sense of identity, TCM has become a window for foreign friends to understand Chinese culture.

TCM containing approaches to healing and maintaining health is a technology evolved through generations of Chinese doctors using it in clinical practice. Absorbing the philosophical views to human, universe and life, it emphasizes the overall relationship between human body and nature, or the dynamic balance between yin and yang, within five elements and between man and environment. It requires individualized treatment considering the syndrome, the patient's intrinsic condition, the time and environment of illness, based on information collected by means of Wang (inspection), Wen (auscultation and olfaction), Wen (inquiring) and Qie (palpation and pulse feeling), paying attention to the changes of the tongue and the pulse. It contains a pharmacological system that summarizes the qualities of herbs such as four properties, five tastes, tendency of movement, meridian preference and toxicity, stresses different ways of herb processing, and highlights compatibility in compound prescription, having all ingredients serve their own and enhancing roles to reinforce insufficiency or reduce excess. Its inventory of methods to maintain wellness and treat diseases cover acupuncture, moxibustion, Tuina, massage, Guasha, cupping, diet, medicinal liquor, Qigong, Taiji and many others. It attaches particular importance to preventive health care such as "to prevent before disease and to avoid exacerbation after disease", advocating mental adjustment, regular routine, proper diet and exercise to help people stay healthy and prolong life.

On 16 November 2010, upon the proposal of China, Acupuncture and Moxibustion of Traditional Chinese Medicine was approved by the UNESCO Intergovernmental Committee for the Safeguarding of Intangible Cultural Heritage to be inscribed on the Representative List of the Intangible Cultural Heritage of Humanity in the domain of knowledge and practices concerning nature and the universe. Becoming an intangible cultural wealth shared by humanity indicates high recognition of the international community for TCM as well as its remarkable contribution to human society.

TCM for its preserving health and preventing disease is attracting increasing attention worldwide as people's pursuit of health upgrades along with social development. It is shining with great vitality especially when nowadays the idea of returning to nature prevails. With various forms of treatment, wide range of diseases treatable, proven effectiveness with less toxic or side effects, TCM is very popular among the general public. According to The World Federation of Acupuncture-Moxibustion Societies (WFAS), acupuncture and moxibustion of TCM is being used in 183 countries and regions. As China continues to open up and Chinese culture goes globally, we project deepened international exchange and cooperation, higher awareness and more use of TCM—it will surely make greater contribution to the cause of health.

WFAS with its headquarters in Beijing, China, is an international organization in official relationship with the World Health Organization (WHO) and Category-A Liaison with the International Organization for Standardization (ISO). Since its establishment on 22 November 1987, WFAS has expanded from 55 member societies to 246 from 70 countries and regions, estimated to represent 400, 000 acupuncture and moxibustion practitioners around the world. Among all, there are 90 member societies in 30 countries or regions along the Belt and Road. On 14 November 2013, it was approved at the Eighth General Assembly and World Conference on Acupuncture-Moxibustion of WFAS in Sydney, Australia, that 16–22 November every year are the "World Acupuncture Week". This is to commemorate 22 November, the founding day of WFAS, and 16 November, the day on which acupuncture and moxibustion of TCM was inscribed on the Representative List. During that week, WFAS calls on TCM communities in all countries to organize commemorative activities such as free clinics, consultation and exhibition. From 2014, WFAS organizes the Belt and Road Tour of Acupuncture-Moxibustion of TCM, which consists of a series of events such as high-level meeting, academic exchanges, free medical consultation, lectures, exhibitions, and education and training programs, aiming to promote the culture, knowledge, education, public awareness and development of acupuncture-moxibustion in different parts of the world. The Exhibition Featuring Acupuncture and Moxibustion of Traditional Chinese Medicine as an Intangible Cultural Heritage of Humanity has been held in more than 20 countries and regions including Russia, France, the United Kingdom, the United States, Turkey, Italy, and the Netherlands, not only facilitating exchange but also enhancing recognition and influence of acupuncture and moxibustion worldwide.

A Pictured Introduction of Acupuncture and Moxibustion of Traditional Chinese

Medicine presents information about this medicine from a cultural perspective with which authors hope to help TCM practitioners, the international communities and the general public understand the centuries-old origin of acupuncture-moxibustion, appreciate its profound culture, give trust to its theories, apply its diagnostic and treating techniques and practice its approaches to preserving health. Main contents in this book cover inscription and protection of acupuncture-moxibustion of TCM as an intangible cultural heritage, its history, theories of meridians and acupoints, diagnostic and treating techniques, health preservation, representative inheritors, modern development and international transmission. Written in Chinese and translated into other official languages of the United Nations, namely English, French, Russian, Spanish and Arabic, this book may be found useful among various groups in understanding acupuncture-moxibustion of TCM—more cultural and scientific details for the UNESCO system, facts about its knowledge and international transmission for governments, and methods to keep fit for the general public.

The year 2020 marks the 10th anniversary of the inscription of acupuncture and moxibustion of traditional Chinese medicine in the Representative List of the Intangible Cultural Heritage of Humanity. With the support from the Ministry of Culture and Tourism of the People's Republic of China, the National Administration of Traditional Chinese Medicine and China Academy of Chinese Medical Sciences (CACMS), the organizations responsible for inheritance and protection of acupuncture-moxibustion of TCM including WFAS, China Association of Acupuncture-Moxibustion, the Institute of Acupuncture and Moxibustion of CACMS, made joint efforts to compile this *A Pictured Introduction of Acupuncture and Moxibustion of Traditional Chinese Medicine* in multiple languages. We present it as a gift to celebrate the 10th anniversary as well as the World Acupuncture Week in good will to promote acupuncture and moxibustion of TCM around the world. However, confined by the authors' understanding and the context for translation, mistakes and imperfections seem inevitable. We welcome and appreciate comments from our readers.

By authors in Beijing
16 March 2020

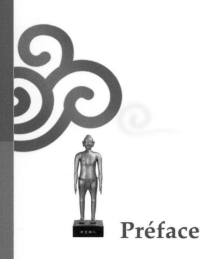

Préface

La culture chinoise a une longue histoire. La médecine chinoise est vaste et profonde. En tant que l'un des anciens pays de civilisation du monde, la Chine a formé et accumulé une culture traditionnelle unique dans la longue histoire du développement humain, qui a également donné naissance au chapitre de la médecine chinoise. La culture de la médecine traditionnelle chinoise est une sagesse cognitive unique et une cristallisation sur les gens et la nature, la vie et la santé et la maladie. C'est une partie importante de la civilisation humaine et a apporté une contribution significative à la vie et à la reproduction des êtres humains. La médecine traditionnelle chinoise est unique dans la culture mondiale avec ses caractéristiques nationales, régionales, héréditaires, inclusives et identitaires uniques. Aujourd'hui, la médecine chinoise est devenue une vitrine pour que les étrangers connaissent la culture chinoise.

La médecine traditionnelle Chinoise est une technologie médicale de la maintenance de la santé formée par les médecins dans la pratique clinique à long terme. Il intègre des concepts tels que la philosophie humaniste, la cosmologie et la vision de la vie, en mettant l'accent sur la relation globale entre le corps humain et la nature. Par les façons 《regarder, écouter/sentir, interroger et palper》, la médecine Chinoise fait beaucoup attention aux changements de langue et de pouls. 《Traiter selon le patient, la saison et la localité; Différenciation du syndrome》; La médecine Chinoise résume le froid et la chaleur, les quatre caractères et les cinq goûts des médicaments, ainsi que leurs tendances de l'impact, effets sur les méridiens et leurs toxicités. Les caractéristiques de la prescription et la confection des herbes chinoises consistent en principe de formulation pour bien jouer le rôle de chaque ingrédient, et en principe de 《tonifier le vide et disperser l'excès》. Dans le cadre de la médecine chinoise, l'acupuncture, la moxibustion, le Tuina, le massage, le grattage, les ventouses, la diététique, la liqueur médicinale, le qigong, le tai chi et d'autres techniques de soins de santé et méthodes de traitement abondantes sont ainsi établis. En particulier dans les soins de santé préventifs, la médecine chinoise attache une importance particulière à 《la prévention des lésions ou changements causés par une maladie que l'on a acquise》 et à la 《prévention de la maladie》, en défendant les idées et les méthodes de soins de santé préventifs telles que 《le règlement de l'esprit, la manière de vie régulière, l'alimentation raisonnable et le sport》. La médecine chinoise est pour garder la santé et prolonger la vie.

Le 16 novembre 2010, le projet 《Acupuncture de médecine traditionnelle chinoise》déclaré par la Chine a été officiellement approuvé par le Comité intergouvernemental de l'UNESCO pour la protection du patrimoine culturel immatériel et a été inscrit sur la 《Liste Représentative du Patrimoine Culturel Immatériel de l'Humanité》. 《Acupuncture de médecine traditionnelle chinoise》appartienne au domaine de 《la connaissance et la pratique de la nature et de l'univers》et est devenue un bien culturel immatériel partagé par l'humanité, ce qui reflète la grande reconnaissance de la communauté internationale pour la médecine traditionnelle chinoise et aussi sa contribution exceptionnelle à la société humaine.

Avec le développement de la société humaine et la poursuite de la santé, l'importance de la médecine chinoise dans le maintien de la santé, la prévention et le traitement des maladies a été accordée de plus en plus d'attention. Surtout par le concept du 《retour à la nature》, aujourd'hui, la médecine chinoise montre une forte vitalité unique. Elle est très populaire auprès du grand public en raison de ses nombreuses techniques de diagnostic et de traitement, d'un large éventail d'adaptations à la maladie, d'effets cliniques précis, sans toxicité ni effets secondaires. Selon les statistiques de la Fédération Mondiale des Sociétés d'Acupuncture-Moxibustion (WFAS), actuellement, l'acupuncture de MTC est utilisée dans 183 pays et régions dans le monde. Avec l'ouverture de la Chine au monde et le développement de la culture chinoise dans le monde entier, la médecine chinoise continuera d'approfondir les échanges et les coopérations externes. La sensibilisation du public et l'utilisation de la médecine chinoise continueront de s'améliorer. La médecine chinoise apportera certainement une plus grande contribution à la santé humaine.

WFAS est une organisation internationale de groupes d'acupuncture non gouvernementaux qui a établi une relation formelle avec l'Organisation Mondiale de la Santé (WHO). Elle est ainsi une organisation de liaison de niveau A avec l'Organisation Internationale de Normalisation (ISO). Depuis sa création le 22 novembre 1987, la WFAS a augmenté le nombre de ses membres de groupe de 55 à 246, couvrant 70 pays et régions, représentant 400, 000 praticiens d'acupuncture à travers le monde. La WFAS compte également 90 membres de groupes de 30 pays le long de la 《Ceinture et Route》. Le 14 novembre 2013, lors de la huitième Assemblée générale de la WFAS et du Congrès international d'acupuncture-moxibustion à Sydney, en Australie, la semaine du 16 au 22 novembre de chaque année a été désignée 《Semaine Mondiale de l'Acupuncture》 pour commémorer la date de la création de la WFAS: le 22 novembre et la date du 16 novembre, où l'acupuncture de MTC a été inscrite avec succès dans la《Liste Représentative du Patrimoine Culturel Immatériel de l'Humanité》. Pendant cette semaine, la WFAS encourage la communauté de la médecine traditionnelle chinoise de divers pays à organiser des activités relatives telles que des consultations gratuites et des expositions pour commémorer. Depuis 2014, la WFAS a mené une série d'activités du Tour 《Ceinture et Route》 d'Acupuncture-Moxibustion, à travers les activités comme des entretiens de haut niveau, des échanges académiques, des consultations gratuites, des conférences, des expositions, de l'éducation et de la formation, etc. pour promouvoir la culture, pour diffuser les connaissances, pour former des talents, pour accroître la popularité, et pour promouvoir le développement local de l'acupuncture de MTC. Aujourd'hui, 《Exposition du patrimoine culturel immatériel sur l'acupuncture de médecine traditionnelle chinoise》 s'est tenue avec succès dans plus de 20 pays et régions, dont la Russie, la France, le Royaume-Uni, les États-Unis, la Turquie, l'Italie et les Pays-Bas. Le succès de l'exposition favorise non seulement l'échange international de l'acupuncture de MTC, mais améliore également sa reconnaissance et son influence dans le monde.

Pour que les acupuncteurs chinois et étrangers connaissent mieux et par des différentes perspectives la longue histoire de l'origine de l'acupuncture de médecine traditionnelle chinoise, la connotation culturelle profonde, la confiance en des systèmes théoriques uniques, l'utilisation de la technologie caractéristique, la pratique d'une richesse de méthodes de santé, nous avons préparé *Illustration d'Acupuncture-Moxibustion de Médecine Traditionnelle Chinoise*. Le principal contenu comprend: l'acupuncture de MTC, la protection du patrimoine, veines historiques, les méridiens, le diagnostic et la technologie de traitement, les soins de la santé, les représentants du patrimoine, le développement international et moderne de la MTC, la diffusion etc. Nous l'avons traduit dans les langues officielles des Nations Unies: anglais, français, russe, espagnol et arabe, afin que l'UNESCO se familiarise davantage avec l'acupuncture de MTC, ressente le contexte culturel et la connotation scientifique de l'acupuncture de MTC.

L'année 2020 est le 10ᵉ anniversaire de l'acupuncture de MTC sélectionnée dans la Liste Représentative du Patrimoine Culturel Immatériel de l'Humanité, avec le soutien solide du Ministère de la Culture et du Tourisme de Chine, l'Administration Nationale de la Médecine Traditionnelle Chinoise et l'Académie Chinoise des Sciences Médicales Chinoises, la WFAS, avec l'Association Chinoise d'Acupuncture-Moxibustion, l'Institute d'Acupuncture et de Moxibustion de l'Académie Chinoise des Sciences Médicales Chinoises et d'autres institutions de protection du patrimoine de l'acupuncture de MTC, ont organisé la préparation de *Illustration d'Acupuncture-Moxibustion de Médecine Traditionnelle Chinoise* en plusieurs langues comme un cadeau pour le 10ᵉ anniversaire de l'acupuncture reconnue comme patrimoine culturel immatériel de l'humanité et pour célébrer la semaine mondiale de l'acupuncture, en espérant que l'acupuncture de MTC se répand au monde. Cependant, limité au niveau de compréhension des auteurs, à la hâte de temps et au contexte de traduction et à d'autres facteurs, il y a inévitablement des erreurs et des omissions, s'il vous plaît de nous en critiquer. Veuillez d'agréer nos remerciements infiniment.

Auteurs, à Pékin

16 mars 2020

中文

English

Français

Русский

Español

العربية

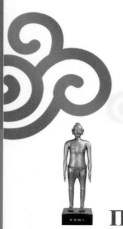

Предисловие

Китайская культура и китайская медицина берут начало в исторической колыбели человечества. Китай, являющийся одной из древнейших цивилизаций в мире, сформировал уникальную китайскую традиционную культуру в долгой истории человеческого развития, в которой зародилась традиционная китайская медицина. Культура традиционной китайской медицины-это уникальная квинтэссенция мудрости знаний о людях и природе, жизни и здоровье, а также о болезнях. Являясь важной частью великолепия цивилизации человека, она внесла существенный вклад в выживание и развитие человечества. Традиционная китайская медицина создает особое направление в мировой культуре своим уникальными особенностями, такими как, разнообразие национальностей и регионов, преемственность поколений, толерантность и чувств идентичности. В настоящее время китайская медицина является 《окном》для иностранных друзей в изучении китайской культуры.

Традиционная китайская медицина-это технология медицины, образа жизни, здравоохранения, сформированная китайскими врачами в многолетней клинической практике, и объединяющая такие понятия, как гуманистическая философия, космология и жизневедение, которая подчеркивает общие отношения между человеком и природой. Технология включает следующие теории и учения: теория о пяти элементах, теория о Инь и Ян, единство природы и человека, диагностика на основе принципов 《осмотр, обоняние, опрос и пальпация》, диагностика по состоянию языка и пульса, теория о трех измерениях, дифференциация и лечение синдромов, учения о болезнях Холода и Жара, четыре свойства и пять вкуса лекарств, поднимающее, опускающее, всплы-вающее и погружающее действие лекарств, меридианный тропизм, токсичность и т. д. Также базовыми являются учения об особенностях использования лекарственных формул по совместимости и теория "государь, министр, их помощники и проводник" (*четыре категории лекарств, применяемых в китайской медицине, главные и второстепенные*),"восполнение при синдроме пустоты и рассеивание при синдроме полноты". Традиционная китайская медицина имеет для лечения такие 《жемчужины》методы, как иглоукалывание, прижигание, массаж, Гуа-ша, постановки банок, диетотерапия, лекарственные вина, Цигун и Тайцзи. В профилактической медицинской помощи особое внимание уделено концепции 《Профилактика заболеваний до их возникновения》, также идеям и методам профилактической медицинской помощи для укрепления здоровья и продления жизни, таким как 《психическая адаптация, повседневный образ жизни, регулярное питание, сочетание движения и покоем》.

16 ноября 2010 г. Проект 《Акупунктура и прижигание традиционной китайской медицины》, объявленный Китаем, был официально одобрен Межправительственным комитетом ЮНЕСКО по охране нематериального культурного наследия и был вписан в 《Реестр нематериального культурного наследия человечества》. Проект 《Акупунктура и прижигание традиционной китайской медицины》относится к категорию 《Знания и практика о природе и Вселенной》и является нематериальным культурным достоянием человечества, что свительствует о высоких оценках международного сообщества китайской медицине и выдающемся вкладе традиционной китайской медицины в человеческое общество.

С развитием общества и стремлением людей к здоровью все больше внимания уделяется важности традиционной китайской медицины в поддержании здоровья людей, профилактике и лечении болезней. Особенно сегодня, когда человек возвращается к природе, уникальная традиционная китайская медицина показывает свою жизнеспособность. Традиционная китайская медицина (ТКМ), имея богатые методы диагностики и лечения, адаптируется к широкому кругу заболеваний, обладает точным клиническим эффектом, не имеет токсических и побочных эффектов и пользуется большой популярностью среди населения. Согласно статистике Всемирной федерации обществ Акупунктуры и Прижигания (WFAS), в настоящее время 183 страны и региона используют китайскую медицину и иглоукалывание. С дальнейшим открытием Китая и китайской культуры внешнему миру продалжает углубляться внешние обмены и сотрудничества в сфере ТКМ. повышается осведомленность населения о китайской медицине, а также увеличивается частота использования китайской медицины. Китайская медицина вносит большой вклад в здоровье человека.

WFAS–это международная совместная организация неправительственных групп по акупунктуре, которая установила официальные рабочие отношения со Всемирной организацией здравоохранения (ВОЗ) и установила связи с Международной организацией по стандартизации (ИСО). Главный учреждение WFAS расположен в Пекине. С момента своего создания (22 ноября 1987 года) Всемирная федерация обществ акупунктуры и прижигания выросла с 55 членов до нынешних 246, охватывая 70 стран и регионов, представляя 400, 000 специалистов по акупунктуре по всему миру, в том числе и 30 стран и регионов вдоль «Один пояс и один путь» с 90 членами группы.

14 ноября 2013 года в Сиднее, Австралия, во время VIII Конгресса Всемирной Федерации обществ Акупунктуры и Прижигания и Всемирной научной конференции по акупунктуре, было принято решение объявить 16—22 ноября каждого года «Всемирной Недели Акупунктуры и Прижигания». 22 ноября–это День основания Всемирной Федерации обществ Акупунктуры и Прижигания (WFAS), 16 ноября–это день утверждения Акупунктуры и Прижигания нематериальным культурным наследием. Федерация призвала сообщества акупунктуры китайской медицины в различных странах во время «Всемирной неделей акупунктуры» организовать такие мероприятия, как бесплатные консультации и выставки. С 2014 года Всемирная федерация обществ акупунктуры и прижигания проводит серию мероприятий в рамках Инициативы «Один пояс и один путь», такие, как взаймодействия на высоком уровне, академические обмены, бесплатные медицинские лекции, выставки, обучения и. д., чтобы пропагандировать и распространять методы ТКМ, а также способствовать развитию ТКМ. В настоящее время выставки «Нематериальное культурное наследие человечества», посвященные акупунктуре и прижиганию традиционной китайской медицины, проводятся более чем в 20 странах и регионах, таких, как Россия, Франция, Великобритания, США, Турция, Италия и Нидерланды. Это способствует не только международным обменам знаниями в области китайской медицине, но и расширению влияния ТКМ во всём мире.

Мы подготовили книгу «Акупунктура и прижигание традиционной китайской медицины с комментарией в иллюстрациях» для практикующих специалистов и массового народа. Книга показывает древнее происхождение традиционной китайской медицины и иглоукалывания с разных точек зрения культурного восприятия, раскрывает уникальные технологии и методы диагностики и лечения. Содержание книги включает в себя сакральные технологии прижигания и акупунктуры традиционной китайской медицины–историческое развитие, меридиональные точки акупунктуры, технологии диагностики и лечения, современное развитие и международное распространение и т. д. Переведена на официальные языки Организации Объединенных Наций для ЮНЕСКО–английский, французский, русский, испанский и арабский, книга знакомит дюдей с иглоукалыванием традиционной китайской медицины. Это позволит больше узнать и почувствовать культурный и научный аспекты акупунктуры традиционной китайской медицины. Знания и международное распространение ТКМ способствуют повышению уровня здоровья и качества жизни населения.

В 2020 году исполняется 10 лет со дня включения 《Иглоукалывания в китайской медицине》 в реестр нематериального культурного наследия человечества. При активной поддержке Министерства культуры и туризма Китайской Народной Республики, Государственного управления традиционной китайской медициной и Китайской академии наук традиционной китайской медицины, Всемирная Федерация обществ Акупунктуры и Прижигания, Общество Китайской акупунктуры, Общество и Научно-исследовательский институт акупунтуры и прижигания Китайской академии наук традиционной китайской медицины и другие подразделения наследования и защиты 《Акупунктура и прижигание ТКМ》 организовали подготовку многоязычной книги 《Акупунктура и прижигание традиционной китайской медицины с комментарией в иллюстрациях》 в качестве подарка на празднование 10-летия со дня включения 《Акупунктуры и прижигания》 в реестр нематериального культурного наследия человечества, чтобы способствовать дальнейшему распространению Акупунктуры и прижигания во всём мире. Однако из-за таких факторов, как уровень понимания автора, отсутствие достаточного времени, специфика перевода, ошибки и упущения неизбежны. Я хотел бы поблагодарить читателей за их критику и исправления.

Авторы в Пекине

16 марта 2020 г.

中文　English　Français　Русский　Español　العربية

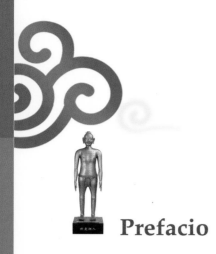

Prefacio

La cultura china cuenta con una larga historia y la medicina china es magnificencia y profunda. Como uno de los antiguos países civilizados del mundo, China ha desarrollado y acumulado una cultura tradicional única en su larga historia de desarrollo humano, que también ha dado lugar a capítulos de la medicina China. La cual reside ser un conocimiento singular y cristalizado del hombre, esta también la es entre la naturaleza, la vida y la salud, las enfermedades, la sabiduría y la cristalización, que constituye un componente importante de la espléndida civilización humana y una contribución importante a la supervivencia y la reproducción de la humanidad. De por si la medicina tradicional china (MTC) como una cultura única en la cultura mundial debido a su carácter étnico, geográfico, hereditario, integrador e identitario, que se ha convertido en una de las ventanas del conocimiento de la cultura china por los amigos extranjeros.

La medicina china es una tecnología médica, de crianza y de atención de la salud desarrollada por sucesivas generaciones de médicos chinos sustentada en las práctics clínicas de largo tiempo que integra los conceptos de filosofía humana, cosmovisión, filosofía de vida, etc. y hace hincapié en la relación integral entre el cuerpo humano y la naturaleza, fundamentada en "los cinco elementos del Yin y Yang lograndose la integtacion entre el cielo y el hombre". Mediante el método de "observacion, de escuchar, oler, preguntar y tomar el pulso", se presta atención en los cambios de las manifestaciones de la lengua, cambios de las diferentes pulsaciones. Tomando en consideracion de las tres causas indicadas y tratarlos según las diferenciaciones de los sintomas y sindromes, en base de la diferencia existente de las bodades de frio, calor, moderado y exceso de frio de la medicina china, variedad de olor y sabor, bondad de elevación, de bajar, de sumergir, de flotar y la toxicidad según los meridianos a que corresponda en la medicina china, se debe destacar las características de uso de receteo y método de preparacion de la medicina china ateniendose el principio de lo principal rodeado por lo secundario, tonificar la debilidad y dispersar el exceso. En tal sentido se ha creado un sistema de diferentes de métodos de técnicas y tratamientos y de protección de salud como la acupuntura, la moxibustión, el Tuina, el masage, el guasha, las ventosas, la alimentación terapéutica, el licor medicinal, el Qigong, y el Taiji, etc.; sobre todo y en particular se ha prestado atención en las medidas preventivas de las enfermedades y protección de la salud. Especialmente respetando el concepto de "tratar las enfermedades para evitar su cambio patológico"y"tomar medidas de prevención de las futuras enfermedades". De esta manera fomentar el método de mantenr el buen estado de animo, llevar una vida ritmica, tener una dieta equilibrada, hacer ejercio físico adecuado fin de mejorar la calidad de la salud y obtener la longevidad.

En el 16 de noviembre de 2010, el Comité Intergubernamental para la Protección del Patrimonio Cultural inmaterial de la UNESCO aprobó oficialmente la solicitud de China sobre el Proyecto de Acupuntura y Moxibustión de la Medicina Tradicional China, la cual fue incluido en la "Lista representativa del patrimonio cultural inmaterial de la humanidad". "Acupuntura y moxibustión de la medicina tradicional china", es perteneciente al campo del "conocimiento y práctica de la naturaleza y el universo" que constituye una riqueza cultural no material compartida por la humanidad, dicho hecho demuestra el alto nivel de reconocimiento internacional de la medicina china y a la vez refleja su notable y relevante contribución a la sociedad humana.

A medida que la sociedad se desarrolle y en la búsqueda de la salud humana, la importancia de la MTC para la protección de la salud y prevención de las enfermedades es cada vez un tema de mayor atención por el pueblo. Sobre todo el de retornar a la naturaleza por hoy dia, hace que la peculiaridad y singularidad de esta medicina se demuestre su gran vigor y vitalidad. Gracias a los abundantes métodos y técnicas de tratamiento que cuenta la MTC son muy variadas, hace que ella se adaptan a una amplia gama de enfermedades. Gracias por su eficiencia confirmada en las atenciones clinicas y sin efectos secundario no toxicos, hace que es bien acogida y recibida por el público en general. Según la estadistica de la Federación Mundial de Sociedades de Acupuntura-Moxibustión (WFAS), la acupuntura de la medicina china es practicada actualmente en 183 países y regiones del mundo. De conformidad con la mayor apertura de la politica hacia el exterior de China y la divulgación de la cultura china en el mundo, el fortalecimiento de los intercambio y cooperaciones con el exterior en el campo de la medicina china y con el conocimiento y el uso de la medicina china que van en aumento por la población, su contribución a la salud de la humanidad se aumentará sin duda.

La WFAS con sede en Beijing de China, es una organización internacional en relación oficial con la Organización Mundial de la Salud (OMS) y Enlace de Categoría A con la Organización Internacional de Normalización. Desde el establemiento del 22 de noviembre de 1987, la WFAS ha crecido miembros del grupo de 55 a 246, cubriendo 70 países y regiones, representando a 400, 000 trabajadores acupunturales en todo el mundo. Entre todos, hay 90 sociedades miembros en 30 países o regiones a lo largo de la "Franja y Ruta". El 14 de noviembre de 2013, durante el Octavo Congreso Mundial de la Asociación Mundial de Acupuntura y el Congreso Internacional de Acupuntura celebrado en Sydney (Australia), se proclamó la Semana Mundial de la acupuntura del 16 al 22 de noviembre de cada año para conmemorar el establecimiento de la WFAS en el día 22 de Noviembre, y el 16 de noviembre, día en que la acupuntura de la medicina china obtuvo el éxitode ser incluida en la "Lista de Representantes del Patrimonio Cultural inmaterial de la Humanidad". Durante el Congreso FMC se ha solicitado que las comunidades médicas chinas establecidas en los diferentes países que organizaran actos conmemorativos, tales como consultas voluntaria, exposiciones, etc. Desde 2014, la Asociación ha realizado una serie de actividades relacionadas con la acupuntura a los países que se encuentre dentro en la zona de"la Franja y la Ruta"mediante la interacción de alto nivel, el intercambio académico, las consultas médicas voluntarias, las conferencias, las exposiciones y la capacitación pedagógica para promover la cultura, el desarrollo local de la medicina china. En la actualidad, se ha desplegado ya una serie de actividades sobre la divulgacion de la MTC como exposición sobre este patrimonio cultural no material que es la acupuntura y moxibustión de la medicina tradicional china en más de 20 países y regiones, entre ellos Rusia, Francia, el Reino Unido, los Estados Unidos, Turquía, Italia y los Países Bajos, a traves de estas actividades no sólo ha facilitado el intercambio internacional de acupuntura china, sino que también ha aumentado el reconocimiento y la influencia mundial de la acupuntura China.

Con el proposito de ayudar tanto a los médicos quienes se dedican a la MTC, asi como la amplia masa popular de los diferentes países del mundo conozcan las raíces centenarias que es su origen, experimentan el profundo contenido cultural, tener plena confianza de su singular sistema teorioco, recurrir al tratamiento utilizando una técnica clinica tan particular y unica, y tomar, hacer uso de los métodos tan ricos para la protección de su salud, partiendo desde diferentes angulos de vision y cultura sobre nuestra medicina china, henmos de editar este libro titulado "Introducción ilustrada de acupuntura y moxibustión de la medicina tradicional china" cuyos contenidos incluye: el desarrollo histórico de la solicitud del patrimonio mundial no material, pulso historico, puntos de los meridianos, técnica de diagnóstico y tratamiento, protección de la salud, representación de la herencia, desarrollo moderno, difusion internacionales, entre otros. El libro ha sido traducido a los idiomas oficiales de las Naciones Unidas, como el inglés, el francés, el ruso, el español y el árabe con el fin de facilitar a que la Organización de las Naciones Unidas para la Educación, la Ciencia y la Cultura (UNESCO) se familiarice mejor con la acupuntura china y al mismo tiempo hacerle experimentar la base cultural que implica y el contenido cientifico que posee la acupuntura y moxibustión de la china. Del mismo objetivo hacer que el mundo conozca aun esta cultura y aumentar sus conocimientos medicos y su difusion internacional sobre ella misma y que la gran masa popular disfrute aun mas tambien los beneficios que les trae por su salud y bienestar al experimentar de los multiples métodos que ella ha desarrollado.

2020 es el décimo aniversario de la admision que la acupuntura y moxibustión de la china fue incluida en "Lista representativa del patrimonio cultural inmaterial de la humanidad". Bajo el fuerte apoyo del Ministerio de Cultura y Turismo de la República Popular China, la Administración Nacional de Medicina China y la Academia China de Medicina China, la Asociación de la Federación Mundial de Sociedades de Acupuntura y Moxibustión, la Asociación China de Acupuntura y Moxibustión, el Instituto de Investigación de Acupuntura y Moxibustión de la Academia China de Ciencias Médicas Chinas junto con otras entidades e instituciones de protección y de herencia de la Acupuntura China, se llevaron a cabo la edicion del libro titulado "Introducción ilustrada de Acupuntura y Moxibustión de la medicina tradicional china "como un obsequio para la celebración del décimo aniversario del exitoso admision en "Lista representativa del patrimonio cultural inmaterial de la humanidad" y por la "Semana Mundial de la Acupuntura", fin de promover y difusion aun mas la acupuntura y moxibustión de la medicina China. Sin embargo, por los diferentes factores existentes tales como las limitaciones del nivel de compresion del autor, la premura de tiempo en la traducción de los idiomas puedan ser causas de los errores y las omisiones que no se pudieron evitarlos. Quisiera manifestarles de antemano mis agradecimientos a mis lectores y que me hagan llegar todas sus criticas asi como de sus valiosos comentarios y sugerencias.

Los Autores

Beijing, 16 de marzo del 2020

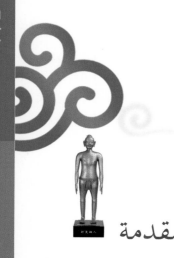

مقدمة

إنّ الثقافة الصينية لها تاريخ طويل ، والطب الصيني واسع وعميق. وتعتبر الصين احدى الدول الحضارية القديمة في العالم ، شكلت وتراكمت ثقافة تقليدية صينية فريدة في التاريخ الطويل للتنمية البشرية ، والتي ولدت فصل الطب الصيني . تعد ثقافة الطب الصيني التقليدي جوهر الحكمة المعرفية المميزة بخصوص الانسان والطبيعة ،الحياة والصحة والمرض، هو جزء مهم من حضارة رائعة للبشر ، لبقاء وتكاثر البشرية قدمت مساهمة كبيرة. الطب الصيني ، بطابعه الوطني الفريد ، وطابعه الاقليمي ، وتراثه ، وشموليته ، وحساسية القبول ، فريد من نوعه في الثقافة العالمية ، واصبح احدى النوافذ للاصدقاء الاجانب لإعتراف الثقافة الصينية.

إنّ الطب الصيني هو التكنولوجيا الطبية والصحية التي شكلها الأطباء الصينيون في الممارسة السريرية على المدى الطويل ، والتي تدمج مفاهيم الفلسفة الإنسانية وعلم الكونيات والحياة ، التأكيد على العلاقة برمتها بين جسم الإنسان والطبيعة ، "الخطوط الخمسة من يين ويانغ ، ووحدة السماء والإنسان" ؛ من خلال وانغ (التفتيش) ، ون (التسمع والشم) ، ون (الاستفسار) ، وتشخيص (الجس) لجمع وتحليل معلومات المريض ، وإيلاء الاهتمام لتغيير اللسان ، والنبض ، "ثلاثة بسبب المناسب ، والعلاج الجدلي" ، والطب الصيني الاستقرائي درجة الحرارة و الباردة ، وأربعة روائح و خمسة طعم ، وارتفاع وهبوط وعودة السمية ، وتسليط الضوء على الطب الصيني المركب مطابقة وتجهيز وغيرها من خصائص الاستخدام ، " الملك والمملوك ، "لتكملة الإسهال الظاهري"؛ إنشاء الوخز بالإبر، الوخز بالإبر والكي ، التدليك ، حجامة ، قواشا ، العلاج الغذائي ، النبيذ الطبي ، كيغونغ، تايجي وغيرها من تكنولوجيا الرعاية الصحية الغنية وطريقة العلاج ؛ لا سيما في الرعاية الصحية الوقائية ، إيلاء اهتمام خاص لمفهوم "الوقاية من الأمراض والتغيير، لا الوقاية من الأمراض" مفهوم "علاج المرض"، والدعوة إلى "التكيف الروحي، والعيش بانتظام، والنظام الغذائي لديه قسم، مزيج ديناميكي" وغيرها من الأفكار والأساليب الرعاية الصحية الوقائية لتعزيز

العافية ، وطول العمر.

16 نوفمبر 2010 ، تم الموافقة رسميًا على مشروع الصين "الطب الصيني للوخز بالإبر والكي" من قبل اللجنة الحكومية بحماية التراث الثقافي

غير المادي لليونسكو، واختيرت " القائمة التمثيلية للتراث الثقافي الإنساني غير المادي "، و"الطب الصيني للوخز بالإبر والكي" ينتمي إلى

مجال "المعرفة والممارسة حول العالم الطبيعي والكون"، لتصبح ثروة ثقافية غير مادية تتقاسمها البشرية، والتي تعكس الاعتراف الكبير بالطب

الصيني من قبل المجتمع الدولي وتعكس المساهمة البارزة للطب الصيني في المجتمع البشري.

ومع تطور المجتمع وتحقيق صحة الانسان ، تم الاهتمام بأهمية الطب الصيني في الحفاظ على صحة الانسان والوقاية منه وعلاجه ، ولا سيما في

العودة الى الطبيعة اليوم ، ويظهر الطب الصيني الفريد حيوية قوية . التشخيص الطب الصيني وتقنيات العلاج غنية، والتكيف مع مجموعة

واسعة من الأمراض ، والفعالية السريرية دقيقة ، والآثار الجانبية غير السامة وغيرها من الخواص التي يقبلها الجمهور العام . ووفقا لاحصاءات

WFAS، هناك حاليا 183 دولة ومنطقة في العالم تستخدم الطب الصيني والوخز بالإبر والكي . ومع انفتاح الصين على العالم الخارجي

والثقافة الصينية تواجه إلى العالم ، سيواصل الطب الصيني تعميق التبادلات الاجنبية والتعاونات ، وسيستمر تحسن ومستوى وعي الجماهير

واستخدام الطب الصيني ، ومن التأكيد أن الطب الصيني سيقدم اسهامات كبرى لقضية صحة البشر.

الاتحاد العالمي لمؤسسة الوخز بالإبر والتشييح (WFAS) هو منظمة دولية مشتركة تضم مجموعات الوخز بالإبر والكي غير الحكومية

ومنظمة الصحة العالمية (WHO) التي لها علاقات عمل رسمية واتصال على المستوى ألف مع المنظمة الدولية للتوحيد القياسي، ومقرها

في بكين الصين . ومنذ تأسيسه في 22 نوفمبر 1987، نما الاتحاد العالمي لمؤسسة الوخز بالإبر والتشييح من 55 عضواً في المجموعة إلى

246 عضواً، موزعين على 70 بلداً ومنطقة، يمثلون 400 ألف عامل في الوخز بالإبروالكي في جميع أنحاء العالم ، بما في ذلك 30 بلداً

ومنطقة على الدولي الواقعة على الحزام والطريق، و 90 عضواً في المجموعة . في 14 نوفمبر 2013، عُقد المؤتمر الثامن الاتحاد العالمي

لمؤسسة الوخز بالإبر والتشييح (WFAS) والمؤتمر الأكاديمي العالمي للوخز بالإبر والكي في سيدني أستراليا ، كل عام من 16 إلى 22

نوفمبر ك "الأسبوع العالمي للوخز بالإبر" للاحتفال بنجاح الوخز بالإبر الصيني في 16 نوفمبر وتأسيس الرابطة العالمية لرابطات الوخز بالإبر

والكي ، في 22 نوفمبر ، ودعوا جميع البلدان إلى تنظيم المشاورات والاستشارات وغيرها من الأنشطة ذات الصلة . منذ عام 2014 ، عزز

الاتحاد العالمي لمؤسسة الوخز بالإبر والتشييح ثقافة الطب الصيني للوخز بالإبر والكي ، وانتشرت المعرفة بالطب الصيني للوخز بالإبر والكي المغوي ، وربّث مواهب الطب الصيني، ووسعت شعبية الوخز بالإبر في الطب الصيني ، وشجعت على تطوير الوخز بالإبر والكي في الطب الصيني في سلسلة من الأنشطة ، وذلك باستخدام التفاعل عالي المستوى، والتبادلات الأكاديمية، والمحاضرات، والمعارض، والتعليم والتدريب الخ. في الوقت الحاضر ، في روسيا وفرنسا والمملكة المتحدة والولايات المتحدة وتركيا وإيطاليا وهولندا وغيرها من أكثر من 20 دولة ومنطقة قد عقدت "التراث الثقافي غير المادي البشري " الطب الصيني للوخز بالإبر والكي" ، ليس فقط لتعزيز التبادل الدولي للوخز بالإبر الطب الصيني ، ولكن أيضا تعزيز الوعي العالمي وتأثير الوخز بالإبر والكي الطب الصيني.

من أجل تمكين ممارسي الطب الصيني للوخز بالإبر والكي والمجتمع العام ، من وجهات نظر مختلفة والانطباعات الثقافية، لفهم التاريخ الطويل للطب الصيني أصل الوخز بالإبر، ودلالة ثقافية عميقة، والاعتقاد في النظم النظرية الفريدة، واستخدام تقنيات مميزة، وممارسة ثروة من الطريقة الصحية ، وقد أعدنا ﴿رسم توضيحي الطب الصيني للوخز بالإبر﴾ ، وتشمل المحتويات الرئيسية ما يلي : حماية الطب الصيني للوخز بالإبر والكي، والأوردة التاريخية ، وتجاويف خطوط الطول ، وتكنولوجيا التشخيص والعلاج ، والرعاية الصحية ، وممثلي التراث ، والتنمية الحديثة والنشر الدولي ، وترجمتها إلى اللغات الرسمية للأمم المتحدة – الإنجليزية والفرنسية والروسية والإسبانية والعربية ، يعجل لليونسكو مزيد من التعرف على الطب الصيني للوخز بالإبر والكي ، ويشعر الدلالة الثقافية والعلمية للوخز بالإبر الطب الصيني ، والسماح للعالم معرفة المزيد عن الطب الصيني للوخز بالإبر والكي ، ويشعر المعرفة الطبية من الطب الصيني للوخز بالإبر والكي والنشر الدولي ، ويجعل الجمهور تجربة المزيد من الطب الصيني للوخز بالإبر والكي ، ويستخدم الطريقة التقنية والفوائد الصحية للوخز بالإبر الطب الصيني.

إنّ عام 2020 هو الذكرى الـ10 لـ "الطب الصيني للوخز بالإبر والكي" أدرج في قائمة ممثلي التراث الثقافي الإنساني غير المادي ، بدعم قوي من وزارة الثقافة والسياحة لجمهورية الصين الشعبية، نظمت إدارة الدولة للطب الصيني التقليدي والأكاديمية الصينية للطب الصيني التقليدي، من قبل الاتحاد العالمي لمؤسسة الوخز بالإبر والتشييح ، والجمعية الصينية للوخز بالإبر والكي ، و معهد أبحاث الوخز بالإبر والكي، الأكاديمية الصينية للعلوم الطبية الصينية ، مثل وحدات حماية التراث "الطب الصيني الوخز بالإبر"، إعداد متعددة اللغات ﴿رسم توضيحي الطب الصيني للوخز بالإبر﴾ ، وبمناسبة الاحياء بالذكرى الـ10 للوخز بالإبر الطب الصيني و "الأسبوع العالمي للوخز بالإبر"، بهدف انتشار "الطب

الصيني للوخز بالإبر والكي" في جميع أنحاء العالم . ومع ذلك ، تقتصر على مستوى فهم المؤلف ، وضيق الوقت وسياق الترجمة وعوامل أخرى

، لا محالة هناك أخطاء وإغفالات ، يرجى غالبية القراء لانتقاد الحق ، جدول خواص شكر.

حرر المؤلف في بكين

16 مارس 2020

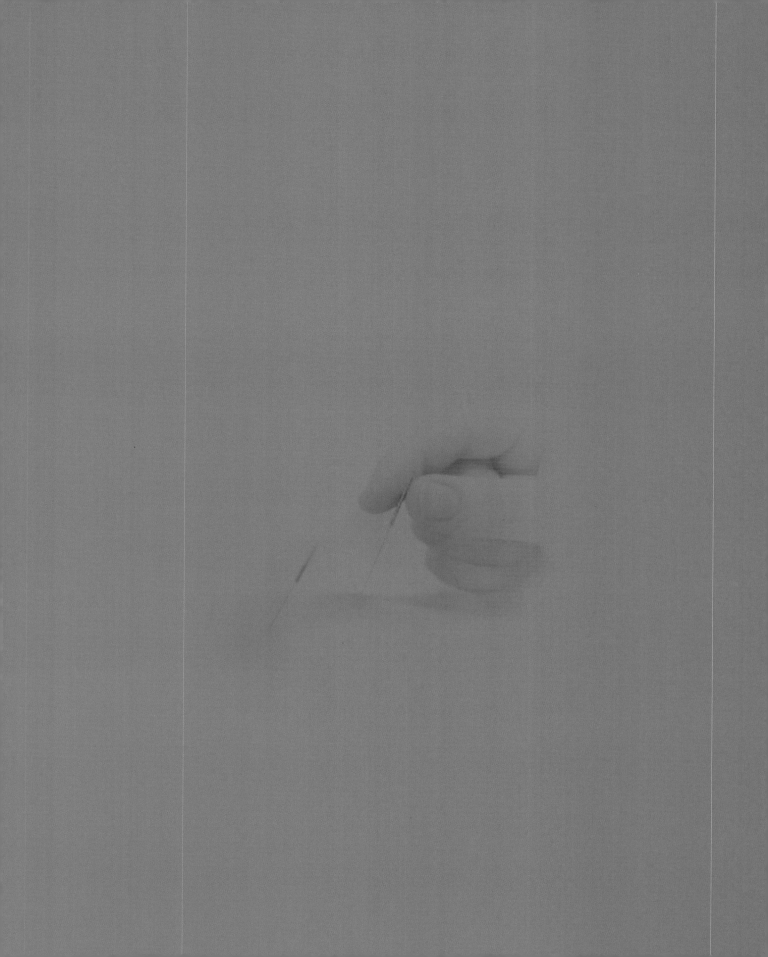

目 录

Table of Contents

Table des matières

Оглавление

Tabla de Materiales

الفهرس

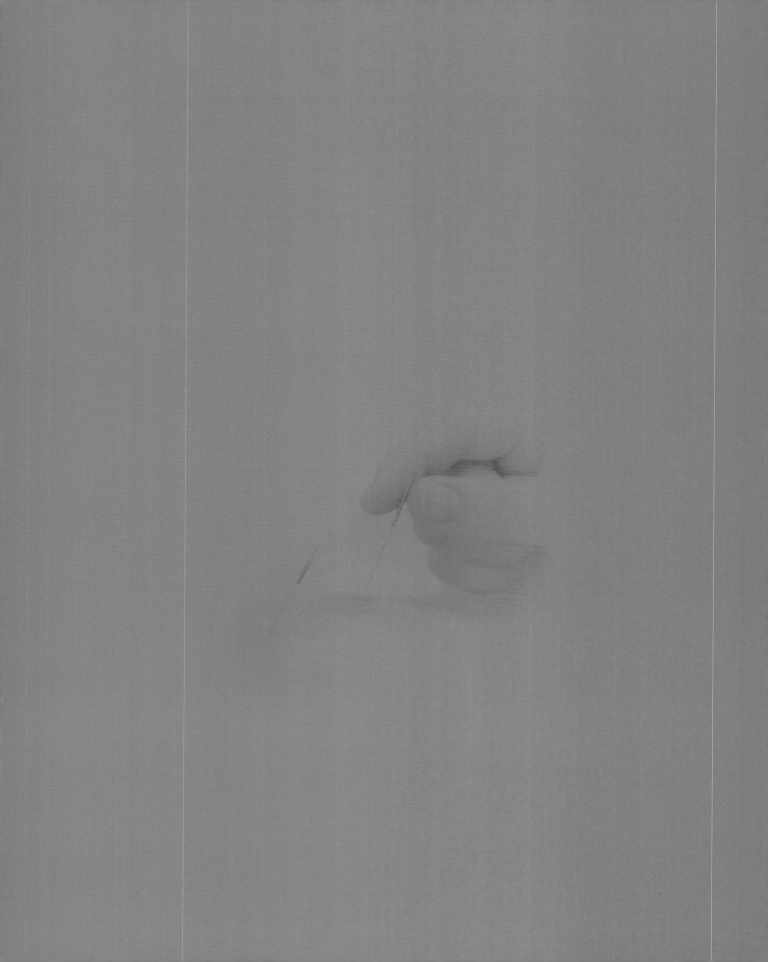

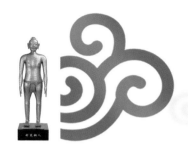

第一章　中医针灸的申遗保护

Chapter Ⅰ　Inscription and Protection of Acupuncture and Moxibustion of TCM

Chapitre Ⅰ　Protection et Déclaration du Patrimoine de l'Acupuncture de MTC

Глава Ⅰ　Заявление о внесении акупунктуры и прижигания традиционной китайской медицины во всемирное нематериальное культурное наследие человечества

Capítulo Ⅰ　Protección de declaración de patrimonio de Acupuntura y Moxibustión de la MTC

الفصل الأول　طلب حماية التراث للوخز بالإبر والتشييح من الطب الصيني التقليدي

第 I 章

Chapter I

Chapitre I

Глава I

Capítulo I

الفصل الأول

2003 年 10 月联合国教科文组织表决通过了《保护非物质文化遗产公约》，2004 年 12 月中国成为缔约国之一，2006 年 6 月中国颁布了首批国家级非物质文化遗产名录，针灸等 9 个中国传统医药项目位列其中，2010 年 11 月，中医针灸入选联合国教科文组织人类非物质文化遗产代表作名录。

In October 2003, UNESCO adopted the *Convention for the Safeguarding of Intangible Cultural Heritage*, and China became one of the States Parties in December 2004. In June 2006, Acupuncture and Moxibustion was included among the 9 TCM items in China's first National Representative List of the Intangible Cultural Heritage. In November 2010, Acupuncture and Moxibustion of Traditional Chinese Medicine was inscribed on the UNESCO Representative List of the Intangible Cultural Heritage of Humanity.

En octobre 2003, l'UNESCO a adopté par le vote *la Convention sur la Protection du Patrimoine Culturel Immatériel*. En décembre 2004, la Chine est devenue un État membre. En juin 2006, la Chine a promulgué le Catalogue du patrimoine culturel immatériel national du premier lot, 9 items de la médecine traditionnelle chinoise y compris l'acupuncture et la moxibustion sont répertoriés. En novembre 2010, l'acupuncture et la moxibustion sont inscrite dans la Liste Représentative du Patrimoine Culturel Immatériel de l'Humanité de l'UNESCO.

В октябре 2003 года «Конвенция об охране нематериального культурного наследия» была принята ЮНЕСКО путем голосования. В декабре 2004 года Китай присоединился к ней и стал одним из государств-участников. В июне 2006 года в Китае был опубликован первый национальный реестр нематериального культурного наследия, в который вошли девять проектов китайской традиционной медицины, включая иглоукалывание и прижигание. В ноябре 2010 года Акупунктура и прижигание традиционной китайской медицины была включена в список представителей нематериального культурного наследия человечества ЮНЕСКО.

En octubre de 2003, la UNESCO votó a favor de adoptar "*la Convención sobre la Protección del Patrimonio Cultural Inmaterial*". En diciembre de 2004, China se convirtió en uno de los Estados contratantes. En junio de 2006, China ha promulgado el Catálogo del Patrimonio Cultural Inmaterial Nacional del primer lote, se enumeran 9 artículos de medicina tradicional china (MTC), incluida Acupuntura y Moxibustión. En noviembre de 2010, Acupuntura y Moxibustión de la MTC estaba inscrido en la Lista de Representantes del Patrimonio Cultural Inmaterial de la UNESCO.

في أكتوبرعام 2003، اتخذ "اليونسكو"قرار 《اتفاقية حماية التراث الثقافي غير المادي》، أصبحت الصين إحدى الدول الأطراف منه في عام ديسمبر 2004.أصدرت حكومة الصين الدفعة الأولى من قائمة التراث الثقافي غير المادي على المستوى الوطني في يونيو عام2006،بما فيها الوخز بالإبر والتشييح وغيرها من 9مشاريع للطب الصيني التقليدي .في نوفمبر عام 2010، أُدرج الوخز بالإبر والتشييح من الطب الصيني التقليدي في القائمة 《اتفاقية حماية التراث الثقافي غير المادي》.

第 1 章

Chapter I

Chapitre I

Глава I

Capítulo I

الفصل الأول

首批国家级 518 个非物质文化遗产保护项目中，包含了中医生命与疾病认知方法、中医诊法、中药炮制技术、中医传统制剂方法、针灸、中医正骨疗法、同仁堂中医药文化、胡庆余堂中医药文化、藏医药 9 个传统医药项目，针灸的保护单位为中国针灸学会、中国中医科学院针灸研究所（图 1-1）。

The first batch of 518 items inscribed in China's Representative List of the Intangible Cultural Heritage included 9 items related with traditional medicine, which were Cognitive Approaches to Life and Diseases of TCM, TCM Diagnostics, Processing Technologies of Chinese Herbal Medicine, Preparing Methods of TCM, Acupuncture and Moxibustion, Bone Setting Therapy of TCM, Tongrentang TCM Culture, Huqingyutang TCM Culture and Tibetan Medicine. The organizations for protecting Acupuncture and Moxibustion are China Association of Acupuncture-Moxibustion and the Institute of Acupuncture and Moxibustion of China Academy of Chinese Medical Sciences (CACMS).

Parmi 518 items de protection du patrimoine culturel immatériel au niveau national, 9 projets de la médecine traditionnelle chinoise, tels que la méthode de la médecine traditionnelle chinoise de cognition de la vie et des maladies, la méthode de diagnostic de la médecine traditionnelle chinoise, la technique de préparation des médicaments traditionnels chinois, la méthode des préparations classiques de la médecine traditionnelle chinoise, l'acupuncture, l'orthopédie de la médecine traditionnelle chinoise, la culture de médecine chinoise de Tongrentang, la culture de médecine chinoise de Hu Qing Yu Tang, la médecine tibétaine, etc. Les entités de protection de l'acupuncture et de la moxibustion sont l'Association Chinoise d'Acupuncture et Moxibustion, et l'Institut d'Acupuncture et de Moxibustion de l'Académie Chinoise des Sciences Médicales Chinoises.

В число первых 518 проектов по охране нематериального культурного наследия государственного уровня входят девять традиционных медицинских проектов, такие как, методы изучения здоровья и болезней китайской медицины, методы диагностики китайской медицины, технология обработки и изготовления лекарственных средств в китайской медицине, традиционные препаративные способы китайской медицины, иглотерапия и прижигания, ортопедия китайской медицины, культура традиционной китайской медицины Тун Жэньтан, культура китайской медицины Ху Цин Юй Тан и традиционная тибетская медицина. Китайская Ассоциация Акупунктуры и прижигания и Институт акупунктуры и прижигания Китайской Академии наук китайской традиционной медицины являются охраняемыми органами.

Entre los primeros 518 de proyectos de protección del patrimonio cultural inmaterial a nivel nacional, incluyen 9 proyectos de la MTC, como el método de la MTC de la cognición de la vida y la enfermedad, el método de diagnóstico de la MTC, la técnica de preparación de la MTC, el método de preparación clásica de MTC, Acupuntura y Moxibustión, ortopedia de la MTC, cultura de la medicina china Tongrentang, cultura de la medicina china Huqingyutang, medicina tibetana. La unidad de protección de acupuntura y moxibustión es la Asociación China de Acupuntura y Moxibustión y el Instituto de Investigación de Acupuntura y Moxibustión de la Academia China de Ciencias Médicas Chinas.

تحتوي الدفعة الأولى من قائمة التراث الثقافي غير المادي على المستوى الوطني على المستوى الوطني518 مشروعًا، بما فيها 9مشروعات للطب التقليدي هي النهج المعرفي بين الحياة والمرض في الطب الصيني التقليدي، تشخيص الطب الصيني، تكنولوجيا معالجة الأعشاب الطبية، وطريق التحضير التقليدي من الطب الصيني، الوخز بالإبر والتشيح، تقويم العظام من الطب الصيني التقليدي، ثقافة الطب الصيني تونغ رن تانغ، ثقافة الطب الصيني هو تسغ يوه تانغ والطب التبتي.ان مؤسسات الحماية الوخز بالإبر والتشيح هي مؤسسة الوخز بالإبر والتشيح الصينية ومعهد الوخز بالإبر والتشيح التابع للاكاديمية الصينية للعلوم الطبية الصينية التقليدية.

第一章

Chapter I

Chapitre I

Глава I

Capítulo I

الفصل الأول

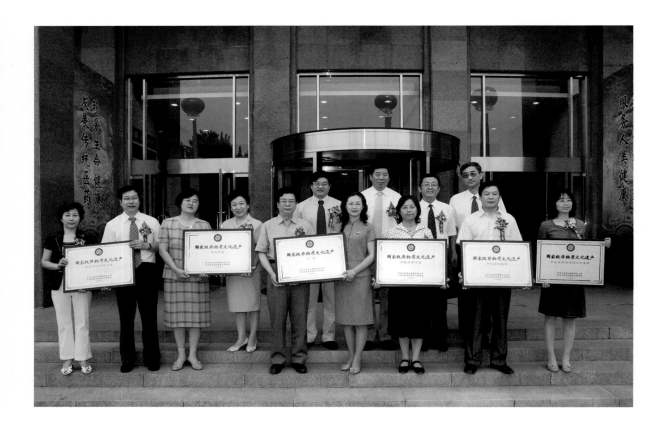

图 1-1　国家级项目保护单位颁牌

Inception of protection organization at national level

Délivrance du Panneau aux entités de protection des projets au niveau national

Организация национальных подразделений по охране проектов государственного уровня

Otorgado de Panel por Unidad de protección a nivel nacional

إصدار اللوحة لكيانات حماية المشروع على المستوى الوطني

2010 年 4 月 21—30 日，在国家中医药管理局国际合作司和文化部外联局的支持和配合下，中国中医科学院与巴黎中国文化中心联合举办"中医文化与养生巴黎展"，开展中医药文化的讲座、咨询和演示（图 1-2）。

From 21 to 30 April 2010, with the support and cooperation from the Department of International Cooperation of China's National Administration of Traditional Chinese Medicine and the Bureau of Foreign Affairs of the Ministry of Culture,China Academy of Chinese Medical Sciences and Chinese Cultural Center in Paris organized the Exhibition of TCM Culture and Health Preservation, which was composed of lectures, consultations and demonstrations of TCM culture.

Du 21 au 30 avril 2010, sous le soutien et la coordination du département de coopération internationale de l'Administration Nationale de la Médecine Traditionnelle Chinoise et le bureau international du Ministère de la Culture et du Tourisme, l'Académie Chinoise des Sciences Médicales Chinoises et le Centre Culturel Chinois de Paris ont organisé conjointement l'Exposition sur la culture de　la médecine traditionnelle chinoise et le soin de la Santé à Paris. Des conférences, des consultations et des démonstrations de la culture de la médecine traditionnelle chinoise ont été tenu en même temps.

С 21 по 30 апреля 2010 года Китайская Академия наук китайской традиционной медицины совместно с Китайским культурным центром в Париже при поддержке и содействии Департамента международного сотрудничества Государственного управления традиционной китайской медицины и Бюро по внешним связям Министерства культуры провели Парижскую выставку 《Культура и здоровье в китайской медицине》, гды были лекции, консультации и демонстрации культуры в области китайской медицины.

De 21 al 30 de abril de 2010, con el apoyo y la coordinación del Departamento de Cooperación Internacional de la Administración Estatal de Medicina Tradicional China y la Oficina de Extensión del Ministerio de Cultura, la Academia China de Ciencias Médicas Chinas y el Centro Cultural Chino de París organizaron conjuntamente la"Exposición de Cultura y Salud de la Medicina Tradicional China en París", al mismo tiempo, se realizaron conferencias, consultas y demostraciones de la cultura de la MTC.

قامت الأكاديمية الصينية للعلوم الطبية الصينية التقليدية والمركز الثقافي الصيني في باريس بشكل مشترك بإجراء "معرض ثقافة الطب الصيني التقليدي رعاية الصحة في باريس" ،فيه محاضرات واستشارات وعروض توضيحية حول ثقافة الطب الصيني، بدعم قسم التعاون الدولي من إدارة الدولة للطب الصيني التقليدي ومكتب التواصل بوزارة الثقافة خلال 21–30أبريل 2010.

第Ⅰ章

Chapter I

Chapitre I

Глава I

Capítulo I

الفصل الأول

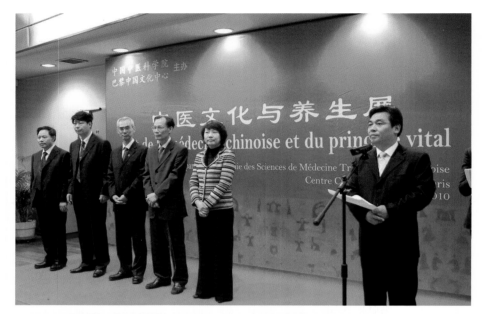

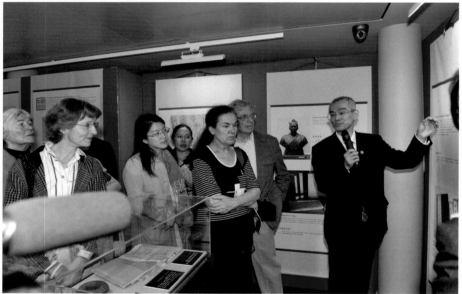

图 1-2　中医文化与养生巴黎展

Exhibition of TCM Culture and Health Preservation in Paris

Exposition sur la culture de la médecine traditionnelle chinoise et le soin de la santé à Paris

Парижская выставка по культуре и здоровью в традиционной китайской медицине

Exposición sobre Cultura y Salud de la Medicina Tradicional China en París

معرض ثقافة الطب الصيني التقليدي رعاية الصحة في باريس

2010 年 11 月 13—19 日联合国教科文组织在肯尼亚内罗毕召开保护非物质文化遗产政府间委员会第五次会议，"中医针灸"通过审议，成功入选人类非物质文化遗产代表作名录（图 1-3）。

From 13 to 19 November 2010, the 5th Session of UNESCO Intergovernmental Committee for the Safeguarding of the Intangible Cultural Heritage was held in Nairobi, Kenya. Acupuncture and Moxibustion of Traditional Chinese Medicine was approved to be inscribed on the Representative List of the Intangible Cultural Heritage of Humanity.

Du 13 au 19 novembre 2010, l'UNESCO a tenu à Nairobi en Kenya la 5ème conférence du Comité intergouvernemental de la protection du patrimoine culturel immatériel, l'Acupuncture de MTC, après l'examen, a été sélectionnée avec succès dans la Liste Représentative du Patrimoine Culturel Immatériel de l'Humanité.

На пятой сессии Межправительственного комитета по охране нематериального культурного наследия, состоявшейся в Найроби, Кения, с 13 по 19 ноября 2010 года, ЮНЕСКО успешно внесла 《Акупунктура и прижигание традиционной китайской медицины》в 《Список нематериального культурного наследия человечества》.

Del 13 al 19 de noviembre de 2010, la UNESCO celebró la quinta conferencia del Comité Intergubernamental para la Protección del Patrimonio Cultural Inmaterial en Nairobi de Kenia, la "Acupuntura y Moxibustión de la Medicina Tradicional China" pasó la revisión y fue seleccionado exitosamente en la "Lista de representantes del patrimonio cultural inmaterial humano".

عُقدت اليونسكو الاجتماع الخامس للجنة الحكومية الدولية لحماية التراث الثقافي غير المادي في نيروبي كينيا خلال 13–19 نوفمبر عام 2010 ، تم الوخز بالإبر والتشييح من الطب الصيني التقليدي الموافقة على تسجيل بنجاح في 《اتفاقية حماية التراث الثقافي غير المادي》 .

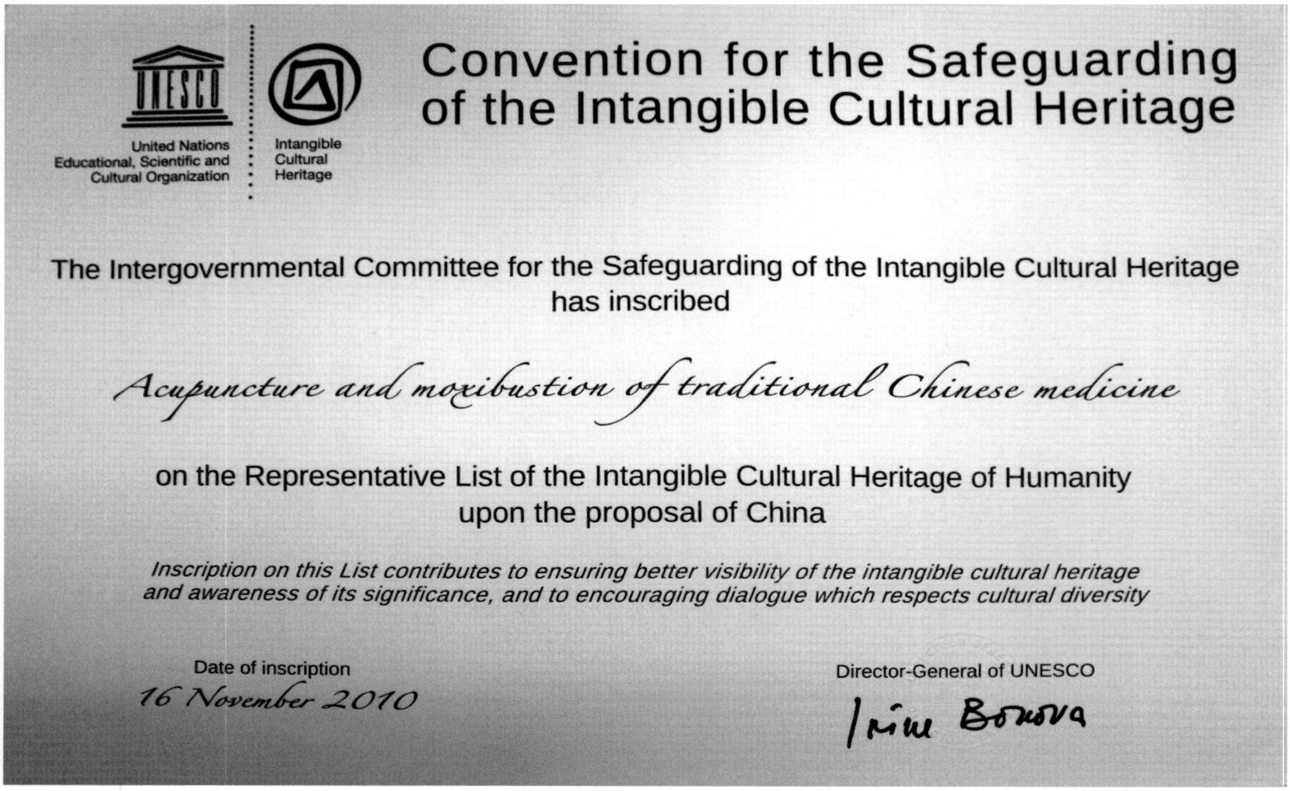

Convention for the Safeguarding of the Intangible Cultural Heritage

United Nations Educational, Scientific and Cultural Organization

Intangible Cultural Heritage

The Intergovernmental Committee for the Safeguarding of the Intangible Cultural Heritage has inscribed

Acupuncture and moxibustion of traditional Chinese medicine

on the Representative List of the Intangible Cultural Heritage of Humanity upon the proposal of China

Inscription on this List contributes to ensuring better visibility of the intangible cultural heritage and awareness of its significance, and to encouraging dialogue which respects cultural diversity

Date of inscription
16 November 2010

Director-General of UNESCO
Irina Bokova

图 1-3　"中医针灸"入选代表作名录

Inscription of acupuncture and moxibustion of TCM

L'acupuncture et la moxibustion de MTC sélectionnée dans la Liste Représentative du Patrimoine Culturel Immatériel de l'Humanité

Акупунктура и прижигание традиционной китайской медицины были вписаны в 《Список представителей нематериального культурного наследия человечества ЮНЕСКО》

Acupuntura y Moxibustión de la Medicina Tradicional China seleccionada de la"Lista Representativa del Patrimonio Cultural Inmaterial de la Humanidad"

كتابة الوخز بالإبر والتشييح من الطب الصيني التقليدي في القائمة 《اتفاقية حماية التراث الثقافي غير المادي》

2010 年 11 月 24 日，国家中医药管理局召开新闻发布会，宣布"中医针灸"成功入选人类非物质文化遗产代表名录，提出了 6 项申遗后的传承保护计划（图 1-4）。

On 24 November 2010, China's National Administration of Traditional Chinese Medicine held a press conference announcing the inscription of Acupuncture and Moxibustion of Traditional Chinese Medicine on the Representative List of the Intangible Cultural Heritage of Humanity as well as a plan consisting of 6 measures for its inheritance and protection.

Le 24 novembre 2010, l'Administration Nationale de la Médecine Traditionnelle Chinoise a tenu une conférence de presse pour annoncer que l'acupuncture de MTC a été sélectionnée avec succès dans la Liste Représentative du Patrimoine Culturel Immatériel de l'Humanité, et en proposant 6 projets de la protection du patrimoine après la déclaration.

24 ноября 2010 года на пресс-конференции Государственное управление традиционной китайской медициной объявило, что 《Акупунктура и прижигание в традиционной китайской медицине》 была успешно внесена в 《Список нематериального культурного наследия человечества》, и было предложено шесть программ по продолжению и сохранению наследия после подачи заявления.

En el 24 de noviembre de 2010, la Administración Estatal de Medicina Tradicional China celebró una conferencia de prensa para anunciar que la acupuntura MTC ha sido seleccionada con éxito de la Lista Representativa del Patrimonio Cultural Inmaterial de la Humanidad, y propone 6 proyectos para la protección de patrimonio después de la declaración.

في 24 نوفمبر عام 2010، عُقد مؤتمر صحفي من إدارة الدولة للطب الصيني التقليدي لإعلان النجاح في طلب التسجيل الوخز بالإبر والتشييح من الطب الصيني التقليدي على حماية التراث الثقافي غير المادي ،وكذلك وضع الخطة التي تتكون من 6 تدابير لميراثها وحمايتها بعد التسجيل.

第1章

Chapter I

Chapitre I

Глава I

Capítulo I

الفصل الأول

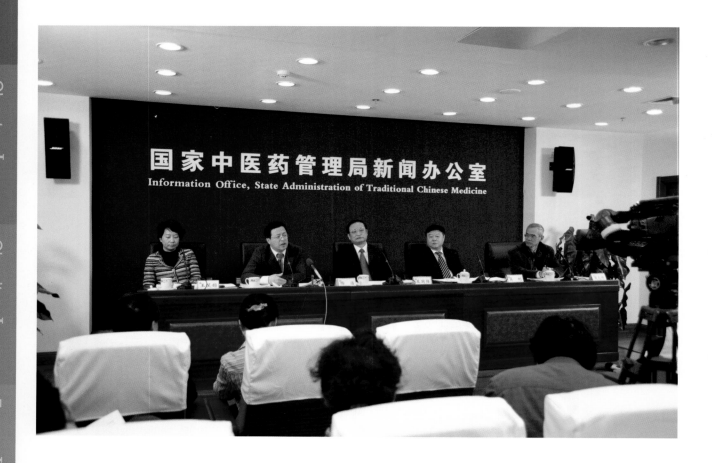

图 1-4　"中医针灸"申遗成功新闻发布会

Press conference for the inscription of acupuncture and moxibustion of TCM

Conférence de presse du succès de déclaration du patrimoine culturel immatériel de l'acupuncture de MTC

Пресс-конференция об успешном внесении в《Список нематериального культурного наследия человечества》

Conferencia de prensa del éxito de la declaración de la cultura patronal immatériel de "Acupuntura y Moxibustión de la Medicina Tradicional China"

مؤتمر صحفي لإعلان النجاح في طلب التسجيل "الوخز بالإبر والتشييح من الطب الصيني التقليدي" على حماية التراث الثقافي غير المادي

2011 年 5 月 8—18 日，由国家中医药管理局主办，中国针灸学会、中国中医科学院等单位举办"相约北京——中医针灸展"，开展专题展览、健康讲座、义诊咨询和《针灸鼻祖——皇甫谧》剧组展演（图 1-5）。

From 8 to 18 May 2011, Meet in Beijing—TCM Acupuncture-Moxibustion Exhibition, sponsored by China's National Administration of Traditional Chinese Medicine and organized by China Association of Acupuncture-Moxibustion, China Academy of Chinese Medical Sciences and other organizations, presented themed exhibition, health lectures, free medical consultation and art performances titled *Originator of Acupuncture and Moxibustion—Huangfu Mi.*

Du 8 au 18 mai 2011, parrainé par l'Administration Nationale de la Médecine Traditionnelle Chinoise, l'Association Chinoise d'Acupuncture et Moxibustion, l'Académie Chinoise des Sciences Médicales Chinoises et d'autres institutions concernées ont tenu une série d'activités: Rendez-Vous à Beijing—Exposition de l'Acupuncture de MTC, composée par les expositions thématiques, des conférences de santé, des consultations gratuites et le spectacle 《Père de l'Acupuncture: Huangfu Mi》.

С 8 по 18 мая 2011 года, по приглашению Государственного управления традиционной китайской медициной, Китайская Ассоциация Акупунктуры и прижигания, Китайская Академия традиционной китайской медицины и другие организация устроили выставку по Акупунктуре и прижиганию традиционной китайской медицины–《Встреча в Пекине》, где были тематические выставки, лекции по вопросам здравоохранения, бесплатные консультации и выставка-шоу 《Основатель иглоукалывания—Хуанфу Ми》.

Del 8 al 18 de mayo de 2011, patrocinado por la Administración Estatal de Medicina Tradicional China, la Asociación China de Acupuntura y Moxibustión y la Academia China de Ciencias Médicas Chinas y otras unidades realizaron una serie de actividades "Encuentro en Beijing—Exposición de acupuntura y moxibustión de la medicina tradicional china", compuesta por exposiciones temáticas, conferencias de salud, consultas gratuitas y el espectáculo "Fundador de la acupuntura: Huangfu Mi".

في 8-18مايو عام 2011، قامت مؤسسة الوخز بالإبر والتشييح الصينية و الاكاديمية الصينية للعلوم الطبية الصينية التقليدية ومؤسسات أخرى برعاية إدارة الدولة للطب الصيني التقليدي ب"موعد في بكين" – معرض الوخز بالإبر والتشييح من الطب الصيني التقليدي،وقدمت معرض خاص ومحاضرة الصحة واستشارة مجانية وعروض فنية بعنوان (("هُوَانْغ فُو مِي" ،مؤسس الوخز بالإبر والتشييح)) .

第1章

Chapter I

Chapitre I

Глава I

Capítulo I

الفصل الأول

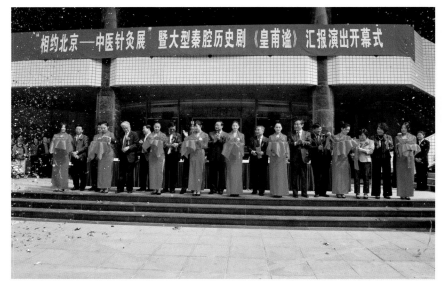

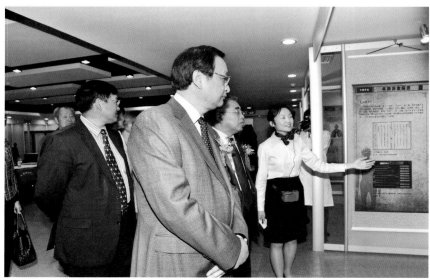

图 1-5　相约北京——中医针灸展

Meet in Beijing—TCM Acupuncture-Moxibustion Exhibition

Rendez-Vous à Beijing—Exposition de l'Acupuncture de MTC

Встреча в Пекине—Выставка по Акупунктуре и прижиганию традиционной китайской медицины

Encuentro en Beijing—Exposición de acupuntura y moxibustión de la medicina tradicional china

"موعد في بكين" – معرض الوخز بالإبر والتشييح من الطب الصيني التقليدي

2012 年 8 月 6—8 日，中国针灸学会在甘肃灵台开展以"缅怀针灸先祖，弘扬中医针灸文化遗产，推进中华文化大繁荣"为主题的"首届皇甫谧故里拜祖大典暨《针灸甲乙经》学术思想国际研讨会"（图 1-6）。

From 6 to 8 August 2012, China Association of Acupuncture-Moxibustion organized in Lingtai, Gansu Province of China, the first worship ceremony in Huangfu Mi's hometown, and International Symposium on the Inheritance of Academic Thoughts of *The A-B Canon of Acupuncture and Moxibustion* themed as commemorating ancestors of acupuncture and moxibustion, carrying forward the cultural heritage of acupuncture and moxibustion, and promoting prosperity of Chinese culture.

Du 6 au 8 août 2012, l'Association Chinoise d'Acupuncture et Moxibustion, à Lingtai de la province du Gansu, a lancé la Première Cérémonie d'Hommage à Huangfu Mi dans son pays natal et le Colloque international sur les pensées académiques de *Zhenjiu Jiayi Jing* (Abécédaire de l'acupuncture et de la moxibustion) centrés sur le thème de Souvenir du fondateur de l'acupuncture, Promouvoir le patrimoine culturel de l'acupuncture de MTC, et Pousser la prospérité de la culture chinoise.

С 6 по 8 августа 2012 года Китайская Ассоциация Акупунктуры и прижигания в уезде Линтэй провинции Гансу открыла Первую церемонию поминовения предков на родине Хуанфу Ми, а так же международный семинар по научному идею 《Трактат Цзя-И иглоукалывания и прижигания》на тему 《Память об Основателях иглоукалывания и прижигания, развивать культурного наследия в области акупунктуры и прижигания традиционной китайской медицины и содействовать культурному процветанию в Китае》.

La Asociación China de Acupuntura y Moxibustión organizaron el primer Simposio Académico Internacional sobre *Zhenjiu Jiayi Jing* (*Canon A-B de Acupuntura y Moxibustión*) y Ceremonia de Oración Ancestral de la acupuntura y moxibustión con el tema "Recordando de la acupuntura y moxibustion, promoviendo el patrimonio cultural de la acupuntura y moxibustión, y la gran prosperidad de la cultura china", en ciudad natal de Huangfu Mi, Lingtai de Gansu, desde el 6 al 8 de agosto de 2012.

في 6-8 أغسطس عام 2012، قامت مؤسسة الوخز بالإبر والتشييح الصينية بمراسم عبادة وإعتراف "هُوَانْغ فُو مي" وندوة التفكير الأكاديمي دولية حول كتابه ((ألف –باء كلاسيكيات الوخز بالإبر والتشييح))"بعنوان "تذكر الأجداد الوخز بالإبر والتشييح وتشجع التراث ثقافة الطب الصيني التقليدي وتعزيز ازدهار الثقافة الصينية "في مدينة لينغ تاى ،مقاطعة قن سو، الصين.

第1章

Chapter I

Chapitre I

Глава I

Capítulo I

الفصل الأول

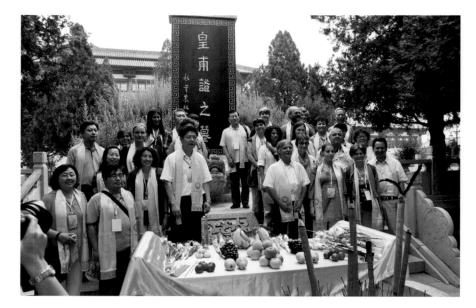

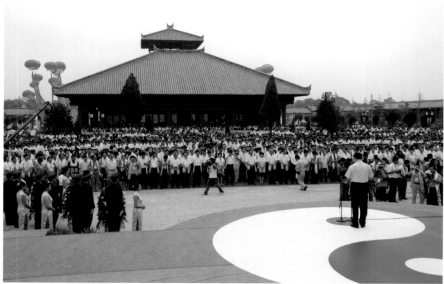

图 1-6　针灸鼻祖皇甫谧的祭拜与认同

Worship and identity acknowledgement of Huangfu Mi, the originator of acupuncture and moxibustion

Culte et reconnaissance du fondateur de l'acupuncture Huangfu Mi

Почитание и признание Основателя иглоукалывания—Хуан Фуми

Adoración e identidad de Huangfu Mi, fundador de la acupuntura

عبادة وإعتراف "هوَانغ فُو مِي"، مؤسس الوخز بالإبر والتشييح

第 1 章

Chapter I

Chapitre I

Глава I

Capítulo I

الفصل الأول

中国针灸学会会长、世界针灸学会联合会主席刘保延教授代表海内外针灸学人宣读祭文，纪念针灸先祖皇甫谧，勉励针灸后辈（图 1-7）。

Prof. Liu Baoyan, President of China Association of Acupuncture-Moxibustion and World Federation of Acupuncture-Moxibustion Societies (WFAS), read out the oration on behalf of all acupuncture and moxibustion professionals to commemorate Huangfu Mi, the originator of acupuncture and moxibustion, and to encourage younger generations in the profession.

Prof. Liu Baoyan, Président de l'Association Chinoise d'Acupuncture et Moxibustion, Président de la Fédération Mondiale des Sociétés d'Acupuncture-Moxibustion, au nom des praticiens de l'acupuncture, lit le texte de culte, mémorise le fondateur de l'acupuncture, Huangfu Mi, encourage les descendants de l'acupuncture.

От имени ученых, занимающихся иглоукалыванием как в Китае, так и за рубежом, Президент Китайской Ассоциации Акупунктуры и прижигания, Председатель Всемирной Федерации Обществ Акупунктуры и Прижигания Лю Баоянь зачитал поминальный текст в память об основателе иглоукалывания Хуанфу Ми, поощрял его потомков.

En nombre de los practicantes acupunturales en el país y en el extranjero, Presidente de la Asociación China de Acupuntura y Moxibustión y de la Federación Mundial de Sociedades de Acupuntura y Moxibustión (WFAS), Liu Baoyan, lee el texto del culto para conmemorar al Huangfu Mi, fundador de la acupuntura y moxibustión, alentar a los descendientes de la acupuntura y la moxibustión.

ألقى رئيس الاتحاد العالمي لمؤسسة الوخز بالإبر والتشيي والاتحاد العالمي لمؤسسة الوخز بالإبر والتشييح،دكتوره ليو باو يان، ألقى خطابه نيابة عن كل المهنيين الوخز بالإبر والتشييح لتذكير "هُوَانْغ فُو مِي" ،مؤسس الوخز بالإبر والتشييح وتشجيع جيل الشباب إلى أمام.

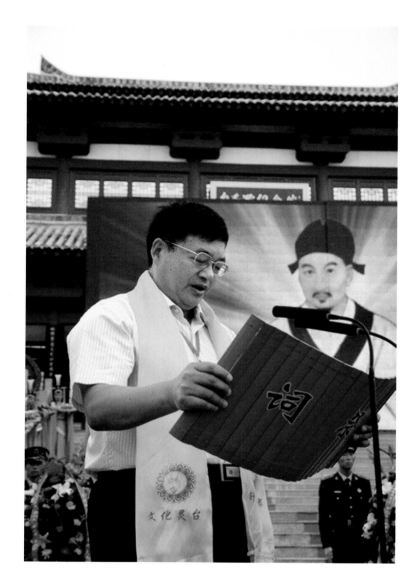

图 1-7　刘保延宣读祭文

Liu Baoyan read out the oration

Liu Baoyan lit le texte de culte

Лю Баоянь зачитал поминальный текст

Liu Baoyan lee el texto del culto

ألقى ليو باو يان خطابه

2013 年 11 月，在澳大利亚悉尼召开的世界针灸学会联合会第八届会员代表大会暨世界针灸学术大会召开期间，为纪念世界针灸学会联合会 1987 年 11 月 22 日成立日和 2010 年 11 月 16 日"中医针灸"申遗成功日，会议决定将每年 11 月 16—22 日定为"世界针灸周"，由各国针灸界组织义诊、咨询和展览等相关活动以纪念（图 1-8）。

In November 2013, WFAS held the 8th General Assembly and World Conference on Acupuncture in Sydney, Australia. In commemoration of 22 November 1987, the founding date of WFAS, and 16 November 2010, the day on which acupuncture and moxibustion of TCM was inscribed on UNESCO Representative List of the Intangible Cultural Heritage of Humanity, it was approved that 16 to 22 November every year are the World Acupuncture Week, during which period acupuncture and moxibustion organizations across the globe are encouraged to carry out commemorative activities such as free clinics, medical consultation and exhibitions.

En novembre 2013, au cours de la 8ème Assemblée générale de la Fédération Mondiale des Sociétés d'Acupuncture-Moxibustion et de la Congrès académique de l'acupuncture mondiale qui a eu lieu à Sydney en Australie, pour mémoriser la date de création de la Fédération Mondiale des Sociétés d'Acupuncture-Moxibustion du 22 novembre 1987 et de la date du succès de déclaration du patrimoine culturel immatériel de l'acupuncture de MTC du 16 novembre 2010, on a désigné du 16 au 22 novembre de chaque année comme Semaine Mondiale de l'Acupuncture. Les organisations du milieu de l'acupuncture de différents pays organisent des activités de mémorisation telles que des consultations gratuites et des expositions etc.

В ноябре 2013 года в Сиднее, Австралия, в ходе VIII Конгресса представителей государств-членов Всемирной Федерации Обществ Акупунктуры и Прижигания и Всемирного научного конгресса по акупунктуре и прижиганию было принято решение объявить 16–22 ноября каждого года «Всемирной Недели Акупунктуры и Прижигания». 22 ноября 1987 года—это День основания WFAS, 16 ноября 2010 года—это день внесения Акупунктуры и Прижигания в список нематериального культурного наследия. Федерация призвала сообщества китайской медицины в различных странах организовать такие мероприятия, как бесплатные консультации, выставки.

En noviembre de 2013, durante la 8ª Asamblea General de la WFAS y el Congreso Académico de Acupuntura Mundial que lo tuvo en Sydney de Australia, para memorizar la fecha de creación de la Federación. Se decidió designar " la Semana Mundial de la Acupuntura" es del 16 al 22 de noviembre de cada año para conmemorar la fecha de la fundación de la WFAS en el 22 de noviembre de 1987 y de la fecha de la declaración exitosa del patrimonio cultural inmaterial de la acupuntura y la moxibustión de la MTC del 16 de noviembre de 2010. Las organizaciones de acupuntura de diferentes países organizan actividades de memorización, como consultas y exhibiciones gratuitas, etc.

في نوفمبر عام2013، خلال المؤتمر الثامن للأعضاء في الاتحاد العالمي لمؤسسة الوخز بالإبر والتشييح و المؤتمر الأكاديمي العالمي للوخز بالإبر في سيدني ، أستراليا. قرر الاجتماع أن يحدد الفترة بين 16–22نوفمبر كل السنة "الأسبوع العالمي للوخز بالإبر والتشييح" بفضل التذكير الموعد 1987.11.22، يوم التأسيس الاتحاد العالمي لمؤسسة الوخز بالإبر والتشييح والموعد 2010.11.16بشأن يوم التقدم بطلب حماية التراث نجاحا. خلال الأسبوع، تُشجّع منظمات الدول من أنحاء العالم بتنظيم زيارات الطبية المجانية و الإستشارة والمعرض وأنشطة أخرى متعلقة بما من أجل الاحتفال.

第 1 章

Chapter I

Chapitre I

Глава I

Capítulo I

الفصل الأول

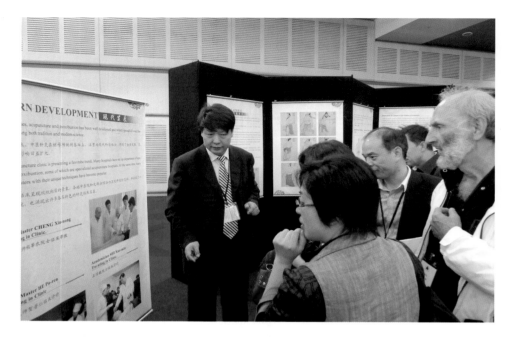

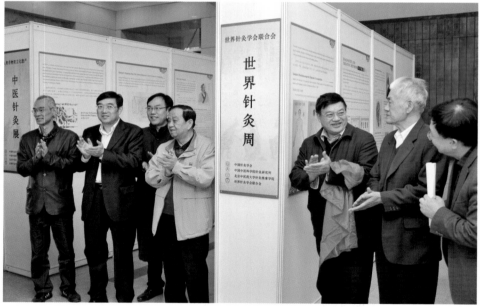

图 1-8 世界针灸周纪念活动

Commemorative activities in the World Acupuncture Week

Activité de la Semaine Mondiale de l'Acupuncture

Мероприятия на Всемирной неделе иглоукалывания и прижигания

Actividades conmemorativas en la Semana Mundial de la Acupuntura

الأنشطة التذكارية في الأسبوع العالمي للوخز بالإبر والتشييح

第 I 章

Chapter I

Chapitre I

Глава I

Capítulo I

الفصل الأول

2015 年 11 月 15 日，中国针灸学会和中国中医科学院针灸研究所在北京成功举办"中医针灸"申遗成功 5 周年暨"世界针灸周"中医针灸传承保护座谈会，隆重纪念"中医针灸"申遗成功 5 周年（图 1-9）。

On 15 November 2015, China Association of Acupuncture-Moxibustion and the Institute of Acupuncture and Moxibustion of China Academy of Chinese Medical Sciences jointly held the World Acupuncture Week Symposium on the Inheritance and Protection of Acupuncture and Moxibustion of TCM in Beijing, China, in commemoration of the 5th anniversary of the inscription of acupuncture and moxibustion of TCM on UNESCO Representative List of the Intangible Cultural Heritage of Humanity.

Le 15 novembre 2015, l'Association Chinoise d'Acupuncture et Moxibustion et l'Institut d'Acupuncture et de Moxibustion de l'Académie Chinoise des Sciences Médicales Chinoises ont organisé avec succès à Beijing le séminaire sur le 5ème anniversaire de déclaration réussie du patrimoine culturel immatériel de l'acupuncture de MTC et sur la protection du patrimoine de l'acupuncture durant la Semaine Mondiale d'Acupuncture, pour mémoriser le 5ème anniversaire de déclaration réussie du patrimoine culturel immatériel de l'acupuncture de MTC.

15 ноября 2015 года в Пекине Китайская Ассоциация Акупунктуры и Прижигания и Институт акупунктуры и прижигания Китайской Академии наук традиционной китайской медицины успешно провели мероприятия по случаю пятилетнего Юбилея со дня успешного внесения «Акупунктуры и прижигания традиционной китайской медицины» в «Список нематериального культурного наследия человечества» в ходе «Всемирной недели иглоукалывания и прижигания».

En el 15 de noviembre de 2015, la Asociación China de Acupuntura y Moxibustión y el Instituto de Investigación de Acupuntura y Moxibustión de la Academia China de Ciencias Médicas Chinas organizaron con éxito en Beijing el seminario sobre el quinto aniversario de la exitosa declaración del patrimonio cultural inmaterial de Acupuntura y Moxibustión de la MTC sobre la protección del patrimonio de la acupuntura durante la Semana Mundial de la Acupuntura, y para memorizar el quinto aniversario de la exitosa declaración del patrimonio cultural inmaterial de acupuntura y moxibustión de la MTC.

في 15 نوفمبر عام 2015، قامت مؤسسة الوخز بالإبر والتشييح الصينية ومعهد الوخز بالإبر والتشييح التابع للأكاديمية الصينية للعلوم الطبية الصينية التقليدية بالاحتفال الخامس للتقدم بطلب حماية التراث نجاحا وندوة الحماية والوراثة الوخز بالإبر بمناسبة "الأسبوع العالمي للوخز بالإبر والتشييح" في بكين ، أحيت الذكرى الخامس للطلب الناجح بشكل رسمي.

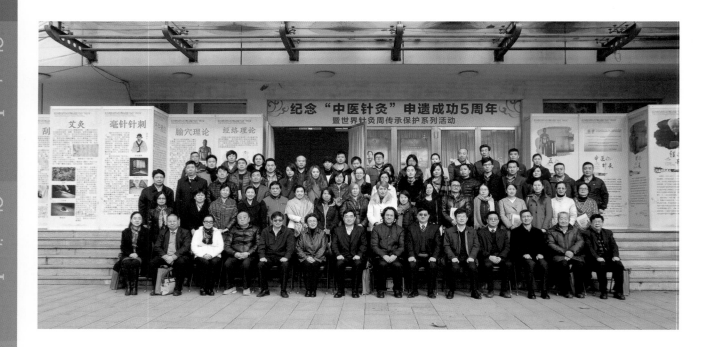

图 1-9 "世界针灸周"纪念"中医针灸"申遗成功 5 周年

The World Acupuncture Week commemorating 5ᵗʰ anniversary of the inscription

La Semaine Mondiale de l'Acupuncture mémorise le 5ᵉᵐᵉ anniversaire du succès de déclaration du patrimoine culturel immatériel de l'acupuncture de MTC

Мероприятие по случаю пятилетнего Юбилея со дня успешного внесения 《Акупунктура и прижигание традиционной китайской медицины》в 《Список нематериального культурного наследия человечества》в ходе 《Всемирной недели акупунктуры и прижигания》

La Semana Mundial de la Acupuntura conmemora el quinto aniversario de la exitosa declaración del patrimonio cultural inmaterial de Acupuntura y Moxibustión de la Medicina Tradicional China.

الذكرى السنوي الخامس لنجاح طلب حماية التراث الثقافي غير المادي "للوخز بالإبر والتشييح من الطب الصيني التقليدي" والأسبوع العالمي للوخز بالإبر والتشييح

2014 年 12 月 3 日，杨继洲针灸入选第四批国家级非物质文化遗产名录，2016 年 11 月中国针灸学会在针圣故里浙江衢州举办祭拜和学术交流活动，打造针灸传承、文化、旅游和康养基地（图 1-10）。

On 3 December 2014, Acupuncture and Moxibustion of Yang Jizhou was inscribed on China's fourth updated National Representative List of Intangible Cultural Heritage. In November 2016, China Association of Acupuncture-Moxibustion held worship and academic activities in Quzhou, Zhejiang Province of China, the hometown of acupuncture master Yang Jizhou, and a base of acupuncture and moxibustion inheritance, culture, tourism and health preservation.

Le 3 décembre 2014, L'acupuncture de Yang Jizhou a été sélectionné dans la list du patrimoine culturel immatériel au niveau national du 4ème lot. En novembre 2016, l'Association Chinoise d'Acupuncture et Moxibustion a organisé des cérémonies de l'hommage et des activités d'échange académique à Quzhou, Zhejiang, le pays natal du Saint de l'acupuncture, en vue de construire une base du patrimoine de l'acupuncture, de la culture, du tourisme et de bien-être.

3 декабря 2014 года Методы иглотерапии доктора Ян Цзичжоу вошли в Список 4-го национального нематериального культурного наследия. В ноябре 2016 года Китайская Ассоциация Акупунктуры и Прижигания организовала церемонию жертвоприношения и научное совещание в городе Чюйчжоу провинции Чжэцзян-родной город доктора Ян Цзичжоу, чтобы создать базы для распространения иглоукалывания и прижигания, культуры, туризма и благосостояния.

En el 3 de diciembre de 2014, la acupuntura y moxibustión de Yang Jizhou fue seleccionado de la lista del patrimonio cultural inmaterial a nivel nacional del cuarto lote. En noviembre de 2016, la Asociación China de Acupuntura y Moxibustión organizó ceremonias de homenaje y actividades de intercambio académico en Quzhou, Zhejiang, la tierra natal del Santo de acupuntura, para construir una base de herencia de acupuntura, cultura, turismo y bienestar.

في 3ديسمبر عام2014، تم إدراج الوخز بالإبر باسم يانغ جي تشو في قائمة 《اتفاقية حماية التراث الثقافي غير المادي》 الممثل الوطني الرابع المحدثة للصين. في نوفمبر عام2016، قامت مؤسسة الوخز بالإبر والتشييح الصينية بأنشطة العبادة والتبادل الأكاديمي في مدينة تشانغ تشو في مقاطعة تشجيانغ– مسقط قديس وخز بالإبر ، لخلق قاعدة الوراثة ،والثقافة ، والسياحة ،والتأهيل تتعلق بالوخز بالإبر والتشييح.

第１章

Chapter I

Chapitre I

Глава I

Capítulo I

الفصل الأول

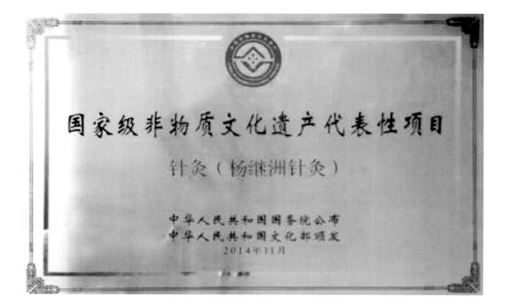

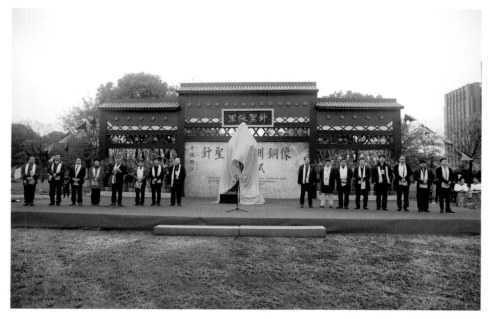

图 1-10　针圣杨继洲故里纪念活动

Commemoration in hometown of Yang Jizhou, an acupuncture master

Activités de mémorisation du pays natal de Yang Jizhou, Saint de l'acupuncture

Мероприятие на родине великого иглотерапевта Ян Цзичжоу

Actividades conmemorativas de la patria de Yang Jizhou — Santo de acupuntura

الأنشطة التذكاريّة في مسقط قديس وخز بالإبر، يانغ جي تشو

第 I 章

Chapter I

Chapitre I

Глава I

Capítulo I

الفصل الأول

2018 年 11 月世界针灸周期间,世界针灸学会联合会在法国联合国教科文组织总部举办国际针灸学术研讨会,60 多个国家的专家学者,共同探讨针灸的起源和传播,中国针灸已成为世界针灸(图 1-11)。

In the World Acupuncture Week of November 2018, WFAS held the International Symposium on Acupuncture-Moxibustion in UNESCO headquarters in Paris, France. Experts and scholars from more than 60 countries gathered to share their views on the origin and transmission of acupuncture and moxibustion. Acupuncture and moxibustion, originated in China, is now shared all over the world.

En novembre 2018, au cours de la Semaine Mondiale de l'Acupuncture, la Fédération Mondiale des Sociétés d'Acupuncture-Moxibustion, au siège de l'UNESCO en France, a tenu une conférence académique internationale de l'acupuncture. Les chercheurs et les experts de plus de 60 pays ont discuté de l'origine et la propagation de l'acupuncture. L'acupuncture chinoise est devenue ainsi l'acupuncture mondiale.

В ноябре 2018 года в ходе 《Всемирной Недели Акупунктуры и Прижигания》, Всемирная Федерация Обществ Акупунктуры и Прижигания организовала Международный научный семинар по иглотерапии в штабе-квартире ЮНЕСКО во Франции. Ученые из более чем 60 стран совместно изучали происхождение и распространение иглоукалывания. Иглоукалывание и Прижигание традиционной китайской медицины уже стали всемирным достоянием.

En noviembre de 2018, durante la Semana Mundial de la Acupuntura, la WFAS celebraba el Simposio Internacional de Acupuntura en la sede de la UNESCO en Francia. Los expertos y investigadores de más de 60 países analizaron el origen y la propagación de la acupuntura. La acupuntura y la moxibustión china se ha convertido en la acupuntura mundial.

خلال الفترة "الأسبوع العالمي للوخز بالإبر والتشييح" في نوفمبر عام2018، عقد الاتحاد العالمي لمؤسسة الوخز بالإبر والتشييح ندوة أكاديمية حول الوخز بالإبر والتشييح الدولي في مقر اليونسكو في فرنسا، حيث يتناقش الخبراء والعلماء من أكثر من 60 بلد معا على مصدر الوخز بالإبر والتشييح وانتشارها. نشأت الوخز بالإبر والتشييح في الصيني، لقد أصبحت انتشارا واسعا في كل أنحاء العالم.

第Ⅰ章

Chapter I

Chapitre I

Глава I

Capítulo I

الفصل الأول

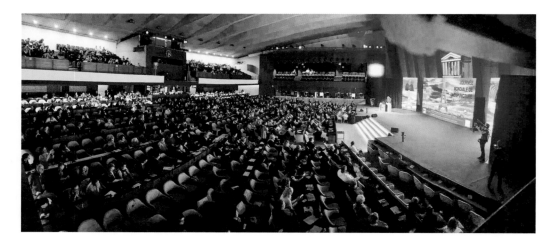

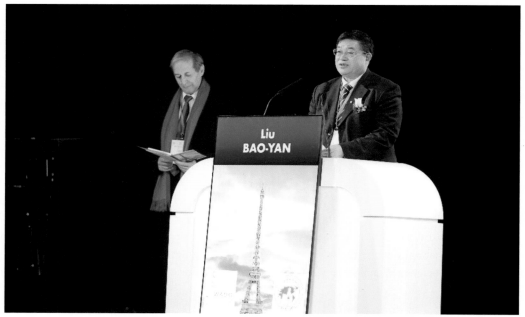

图 1-11　中医针灸走进联合国教科文组织总部

Acupuncture and moxibustion of TCM in UNESCO headquarters

L'acupuncture de MTC dans le siège de l'UNESCO

《Акупунктура и прижигание традиционной китайской медицине》вошли в штаб-квартиру ЮНЕСКО

Acupuntura y moxibustión de la MTC ingresa a la sede de la UNESCO

الوخز بالإبر والتشييح من الطب الصيني التقليدي في مقر اليونسكو

第１章

Chapter I

Chapitre I

Глава I

Capítulo I

الفصل الأول

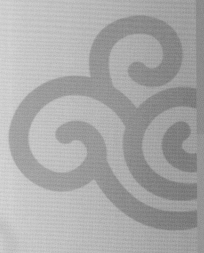

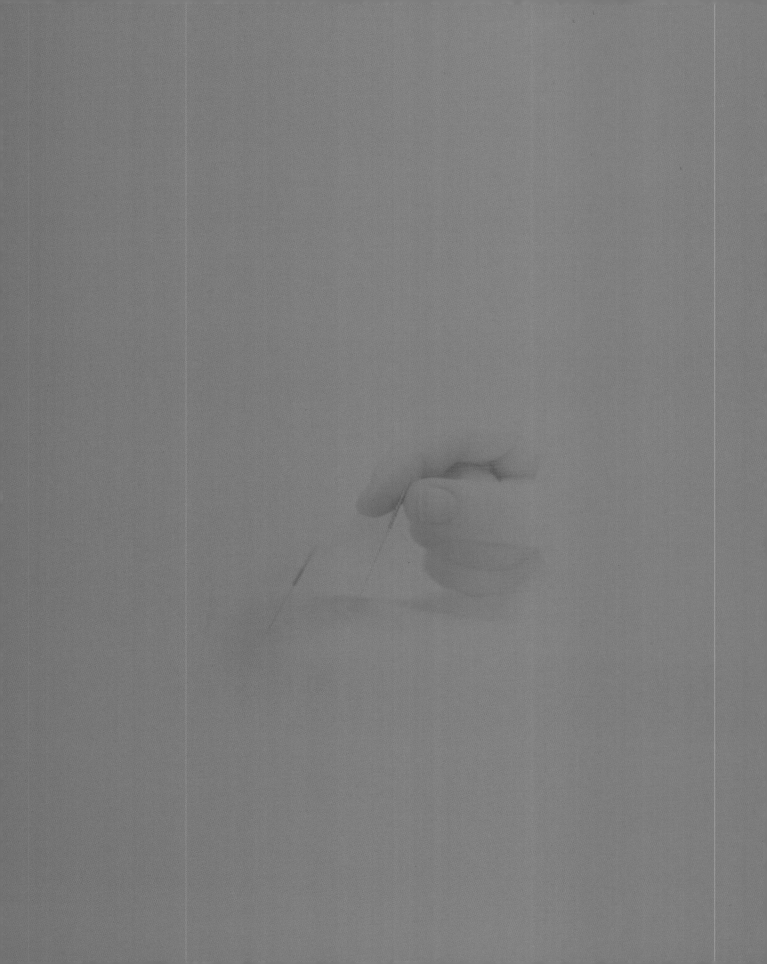

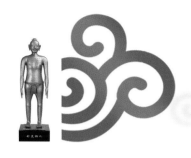

第二章　中医针灸的历史脉络

Chapter Ⅱ　History of Acupuncture and Moxibustion of TCM

Chapitre Ⅱ　Histoire de l'Acupuncture de MTC

Глава Ⅱ　История развития акупунктуры и прижигания традиционной китайской медицины

Capítulo Ⅱ　La historia de la acupuntura y moxibustión de la MTC

الفصل الثاني   تاريخ الوخز بالإبر والتشييح من الطب الصيني التقليدي

第Ⅰ章

Chapter II

Chapitre II

Глава II

Capítulo II

الفصل الثاني

针灸的起源可以追溯到遥远的原始社会，从古籍记载"砭石"的运用，伏羲氏"尝百草而制九针"，到经络、腧穴理论和诊疗体系的形成，经历了数千年的历史。

The origin of acupuncture and moxibustion could be traced back to the primitive age. It lasts thousands of years from the application of stone-needle in ancient records, Fu Xi's tasting numerous herbs and creating nine needles, to the establishment of the system covering meridian and acupoint theories, diagnostics as well as treatment.

L'origine de l'acupuncture peut remonter à la société primitive lointaine: de l'utilisation de 《l'aiguille en pierre (Bienshi)》enregistrée dans des anciens livres; de Fu Xi qui a goûté cent herbes et a fabriqué neuf aiguilles; à la théorie des méridiens, des points d'acupuncture jusqu'à la formation du système de diagnostic et de traitement, son évolution a traversé une histoire des milliers d'années.

Происхождение иглоукалывания ведёт своё происхождение от древнего примитивного общества, древние записи свидетельствуют о применении 《акупунктуры》Фу Си создал 《девять игл》после пробы сотни трав, затем образовались теоретические и диагно-лечебные системы меридианов, акупунктурных точек. Иглоукалывание и прижигание традиционной китайской медицины пережили тысячи лет истории

El origen de la acupuntura y la moxibustión se remonta a la antigua sociedad primitiva. A partir de la aplicación de aguja de piedra, así como Fu Xi degustación de numerosas hierbas y la creación de nueve tipos de agujas en registros antiguos para el establecimiento de sistema teórico y clínico de los meridianos y colaterales y los puntos acupunturales, la acupuntura y la moxibustión dura miles de años.

قد اقتفى اثر الوخز بالإبر إلى المجتمع البدائي البعيد. تدوم آلاف السنوات لاستخدام إبرة الحجر في السجلات القديمة، من الوقت الذي ذاق "فوشي"كثير النوع من العقاقير لصنع الإبر التسع إلى الوقت الذي شُكلت نظرية القنوات والنقاط ونظام التشخيص والعلاج.

第Ⅰ章

Chapter Ⅱ

Chapitre Ⅱ

Глава Ⅱ

Capítulo Ⅱ

الفصل الثاني

远古时期，人们偶然发现用石块或树枝来按压或刺激身体的某些部位，身体疼痛或不适会被减轻，这为针刺法的产生提供了必要的条件（图2-1）。

In ancient times, people accidentally found that pain or discomfort could be relieved by pressing or stimulating certain parts of the body with sharp stone or branches, and this provided necessary conditions for the origin of acupuncture.

Dans les temps anciens, les gens ont accidentellement trouvé que la douleur ou l'inconfort du corps a été allégé par l'utilisation de pierres ou de branches pointues, en piquant ou en stimulant certaines parties du corps, ce qui a fourni les conditions nécessaires à la constitution de l'acupuncture.

В древние времена люди случайно обнаружили, что при давлении на некоторые части тела камнем или ветками деревьев, боли или дискомфорт уменьшались. Это обеспечило необходимые условия для зарождения акупунктуры.

En la antigüedad, se encuentra que el dolor o molestia podría aliviarse presionando o estimulando ciertas partes del cuerpo con piedra afilada o ramas, lo que proporciona las condiciones necesarias para el origen de la acupuntura.

ترجع نشأة العلاج بوخز الإبر إلي العصر القديم، وجد الناس بالصدفة أنه يمكن تخفيف الألم أو تحسن المناطق غير المريحة عن طريق الضغط أو الحفز أجزاء معينة من الجسم بحجارة أو فروع حادة، مما يوفر الظروف اللازمة لظهور أصل الوخز بالإبر.

第Ⅱ章

Chapter II

Chapitre II

Глава II

Capítulo II

الفصل الثاني

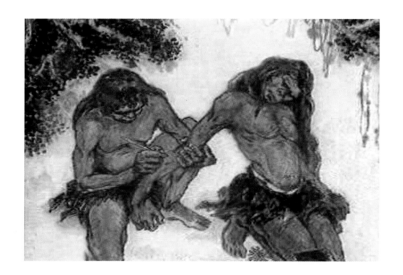

图 2-1　针法的起源

The origin of acupuncture

L'origine de l'acupuncture

Происхождение метода иглоукалывания

El origen de la acupuntura

أصل الوخز بالإبر

灸法的形成与产生是在火的发现和使用之后。古人在煨火取暖的过程中，发现它能缓解身体的某些病痛，进而学会用兽皮或树皮等包裹烧热的石块、沙土进行局部热熨，这可能就是灸法的起源（图 2-2）。

Moxibustion was formed after the discovery and use of fire. Ancient people found fire could relieve pain and certain diseases, so they learned to wrap heated stone or sand with animal skins or barks to give warm treatment. This might be the origin of moxibustion.

La formation et la production de moxibustion s'est développée après la découverte et l'utilisation du feu. Le fait de se chauffer auprès du feu, avec les pointes des flèches durcies au feu, les anciens ont constaté qu'il était possible de soulager certaines des affections du corps. Au fil du temps, ils ont appris à utiliser des pierres chaudes et du sable enveloppés dans des peaux d'animaux ou dans l'écorce, ce qui peut être à l'origine de la moxibustion.

Зарождение и развитие прижигания происходили после обнаружения и использования огня. Древние люди в процессе тушения пожара обнаружили, что огонь может облегчить боль в теле, а затем научились локально гладить горячие камни и пески в шкурах или корах. Это может быть источником прижигания.

La moxibustión se forma después del uso amplio del fuego. En la antigüedad, el dolor y ciertas enfermedades podían aliviarse durante el uso del fuego y, por lo tanto, se aprendió a usar pieles de animales o piedra calentada por corteza y arena para dar tratamiento cálido local, que puede ser el origen de la moxibustión.

يُشكّل علاج بالتشييح بعد الاستكشاف النار واستخدامها. يمكن تخفيف الألم وبعض الأمراض أثناء استخدام النار، ولذلك تعلموا أن يلفوا الحجر الساخن أو الحزين بجلود الحيوانات أو اللحاء لإعطاء علاج دافئ.قد يكون أصل التشييح(كيُّ الجلد).

第二章

Chapter II

Chapitre II

Глава II

Capítulo II

الفصل الثاني

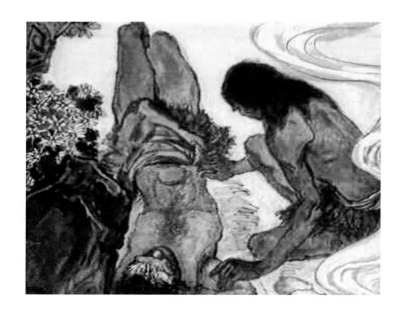

图 2-2　灸法的起源

The origin of moxibustion

L'origine de la moxibustion

Происхождение прижигания

El origen de la moxibustión

أصل التشييح(كيّ الجلد)

第Ⅰ章

Chapter II

Chapitre II

Глава II

Capítulo II

الفصل الثاني

伏羲,是中华民族所敬仰的"人文始祖",开创了中华医药的悠久文明。传说伏羲根据天地间阴阳变化之理,创制八卦,还曾遍尝百草、制九针,治疗先民疾病,为民族的繁衍生息与健康保健做出了重要贡献(图2-3)。

Fu Xi is the earliest ancestor of humanities respected by the Chinese nation. He initiated the long-standing civilization of TCM. It is said that Fu Xi developed the theory of Eight Trigrams based on the changes of yin-yang in the nature, tasted numerous herbs and created nine types of needles to treat diseases of Chinese ancestors, making important contributions to the thriving and health of the Chinese nation.

Fu Xi est l'ancêtre légendaire de la médecine traditionnelle chinoise, admiré de toute la nation chinoise. Selon la légende, Fu Xi a développé la théorie des huit trigrammes basée sur les mutations du yin-yang entre le Ciel et la Terre, il a goûté de nombreuses herbes et a fabriqué neuf aiguilles pour traiter les maladies, contribuant grandement à la prospérité, aux soins et au bien-être de la nation chinoise.

Фу Си, гуманный предок, которым восхищалась китайская нация, создал цивилизацию китайской медицины. Легенда гласит, что Фу Си создал Ба-гуа (восемь триграмм Ицзинь) в соответствии с принципами изменения Инь и Ян между небом и землей, а также испытал на себе различные свойства трав, создал метод девяти игл для лечения болезней предков и внес важный вклад в воспроизводство и здоровье китайской нации.

Fu Xi es un antepasado de humantidades respetado por la nación China. Él inicia la civilización de larga data de la MTC. Según una leyenda, Fu Xi desarrolló la teoría de ocho trigramas basados en los cambios de Yin-Yang en la naturaleza, así como probó numerosas hierbas y creó nueve tipos de agujas para tratar las enfermedades de los antepasados, lo que contribuyó de manera importante a la prospera y la atención de salud de la nación.

أنشأ فوشي ،أقدم أسلاف العلوم الإنسانية التي تحترمها الأمة الصينية، حضارة قديمة للعلوم الطبية الصينية التقليدية. قيل ان تطور فوشي نظرية الرموز الثمانية "با قوا" على أساس التغيرات ين-يانغ في الطبيعة، كما يجمع وذاق أعشابا طبية ،وصنع أنواع الإبر التسع لعلاج أمراض الأجداد وقدم اسهامات مهمة في الرخاء والصحة للأمة الصينية.

第II章

Chapter II

Chapitre II

Глава II

Capítulo II

الفصل الثاني

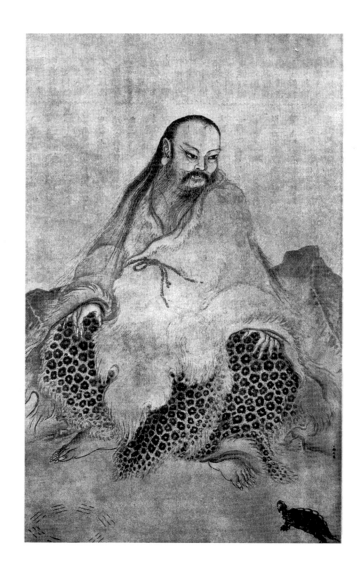

图 2-3　伏羲像

Fu Xi's portrait

Portrait de Fu Xi

Портрет Фу Си

Retrato de Fu Xi

رسم فو شيي

黄帝，中华民族的象征。上古时期，黄帝率领他的部落统一了全国，中华文明从此发源。一些古代医籍亦记载黄帝创制九针，据说传世最早的中医经典《黄帝内经》即为黄帝学派的医家所著（图 2-4）。

Huang Di (Yellow Emperor) is the symbol of the Chinese nation. In ancient times, Huang Di led his clan into unification of the whole country, since then Chinese civilization has originated. Some ancient medical books also recorded that Huang Di created nine types of needles. It is said that Huangdi Neijing (*The Yellow Emperor's Inner Classic*), the earliest classical work of TCM, was written by physicians with thoughts of Huang Di's school.

Huang Di (Empereur Jaune) est le symbole de la nation chinoise. Dans les temps anciens, Huang Di a conduit son clan à unifier le pays entier. Depuis lors, la civilisation chinoise est née. Certains livres médicaux anciens indiquent également que Huang Di a créé neuf types d'aiguilles. On dit que le premier traité classique nommé *Huangdi Neijing* (*Classique Interne de l'Empereur Jaune*), a été écrit par des médecins suivant l'école de Huang Di.

Желтый Император, символ китайской нации. В древние времена под руководством Желтого Императора племя осуществило объединению всей страны, именно с этого момента возникла китайская цивилизация. В некоторых древних медицинских книгах также упоминается, что Желтый Император создал девять игл. Легенда гласит, что самая ранняя классика китайской медицины «Хуанди Нэйцин» была написана врачами школы Желтого Императора.

Huang Di (emperador amarillo) es el símbolo de la nación China. En la antigüedad, Huang Di llevó a su clan a unificar todo el país. Desde entonces, la civilización china se originó. Algunos libros médicos antiguos también registran que Huang Di creó nueve tipos de agujas. Se dice que Huagdi Neijing (el clásico interno del emperador amarillo), la primera obra clásica de la MTC, fue escrita por médicos con pensamientos de la escuela de Huangdi.

يعتبر الإمبراطور الأصفر (هوانغ دي) رمزا للأمة الصينية. في العصور القديمة ، قاد الإمبراطور الأصفر عشيرته إلى توحيد البلد بأكمله ، ومنذ ذلك الحين نشأت الحضارة الصينية. تسجل بعض الكتب الطبية القديمة أيضا انه أبدع أنواع الإبر التسع. يقال أن ((كتاب الإمبراطور الأصفر للطب الباطني)) أقدم موسوعة موجودة فعلا حتى الان حول الطب الصيني التقليدي، ألّفواه أطبّاء مع أفكار مدرّسة هوانغ دي .

第Ⅱ章

Chapter II

Chapitre II

Глава II

Capítulo II

الفصل الثاني

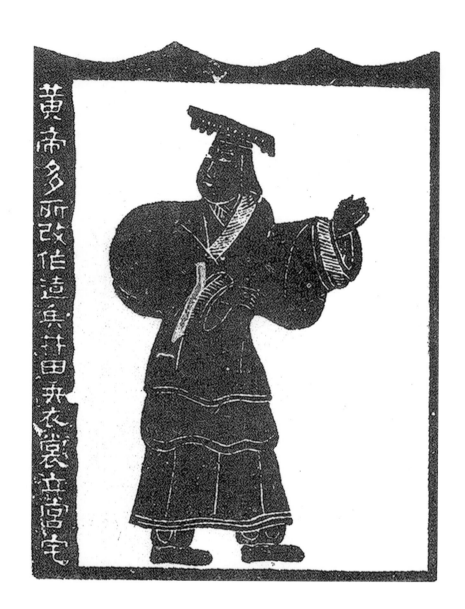

图 2-4　黄帝像

Huang Di's portrait

Portrait de Huang Di

Портрет Хуан Ди

El retrato de Huang Di

رسم الإمبراطور الأصفر

现存最早的医疗工具砭石，大约出现于新石器时代，用于剖开痈肿，排脓放血，或用以刺激身体的一定部位以消除病痛。这是一枚经过磨制的石针，长4.5cm，一端有锋，另一端扁平，1963年于内蒙古多伦旗头道洼新石器时代遗址出土（图2-5）。

As the oldest medical tool of Chinese medicine in existence, stone-needle appeared approximately in the neolithic period. It is thought to be used to cut open abscess draining pus or to stimulate certain parts of the body to eliminate pain. This is a grinded stone-needle, 4. 5 cm in length, one end of which is sharp and the other is flat. It was unearthed in 1963 in the Toudaowa neolithic site, Duolun County, Inner Mongolia of China.

C'est le premier outil médical existant de la médecine chinoise, l'aiguille de pierre (Jade) est apparue approximativement dans la période néolithique pour inciser les abcès, drainer le pus ou pour stimuler certaines parties du corps pour traiter la douleur. Il s'agit d'une aiguille en pierre polie, de 4, 5 cm de long, dont l'une extrémité était pointue et l'autre plate. En 1963, il a été mis au jour ces modèles d'aiguilles primitives à Toudaowa sur le site du néolithique du comté de Duolun, en Mongolie intérieure.

Самый ранний из существующих медицинских инструментов, каменные иглы появились в период неолита и использовались для рассечения карбункула, выделения гноя и крови или стимуляции определенных частей тела для устранения боли. Это полированная каменная игла длиной 4, 5 см, с наконечником на одном конце и плоским на другом. В 1963 году она была найдена на бывшем местонахождении неолита Даова, из округа Долунь, Внутренняя Монголия.

Como la primera herramienta médica existente de la medicina china, la aguja de piedra apareció aproximadamente en el período neolítico para cortar el absceso abierto, drenar el pus o estimular ciertas partes del cuerpo para eliminar el dolor. Se trata de una aguja de piedra molido, 4, 5 cm de longitud, un extremo de la cual era agudo y el otro era plana. Fue descubierto en Toudaowa del Condado de Duolun, Mongolia Interior en 1963.

كأداة طبية أولية موجودة في الطب الصيني ، ظهرت إبرة الحجر تقريبًا في فترة العصر الحجري الحديث لقطع وفتح التنفخات لتصريف القيح أو تحفيز أجزاء معينة من الجسم للتخلص من الألم. هذه إبرة حجرية تم سنها ، طولها 4.5 سم ، كانت نهايتها حادة والآخر مسطح. تم اكتشافه في توداوا في منطقة دولون ، مقاطعة منغوليا الداخلية في عام 1963.

第Ⅰ章

Chapter II

Chapitre II

Глава II

Capítulo II

الفصل الثاني

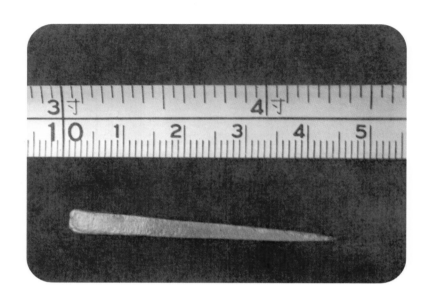

图 2-5　新石器时期的砭石

Stone-needle of neolithic period

Les poinçons de pierre du néolithique

Каменная игла в период неолита

Aguja de piedra en el período neolítico

إبرة حجرية في العصر الحجري الحديث

第二章

Chapter II

Chapitre II

Глава II

Capítulo II

الفصل الثاني

这是一枚春秋战国时期的青铜砭针，长 4.6cm，形状很像内蒙古多伦旗头道洼出土的砭石，1978 年在内蒙古达拉特旗出土的一批青铜器中被发现（图 2-6）。

This is a bronze needle of the Spring-Autumn and Warring States Period (770–221 B. C.) , 4. 6 cm in length, which looks similar to the stone-needle found in Toudaowa, Duolun County, Inner Mongolia, China. It was unearthed together with other bronze wares in Dalate County of Inner Mongolia in 1978.

Il s'agit d'aiguilles de bronze datant de la période de printemps et d'automne et de la période des Royaumes combattants, longues de 4, 6 centimètres et ressemblant à un poinçon de pierre découvert à Duolun. Le site a révélé un lot de bronzes mis au jour à Dalat Banner, en Mongolie intérieure en 1978.

Это бронзовая каменная игла в периоде Чуньцю и Чжаньго длиной 4.6 см, с аналогичной формой, как каменные иглы, найденные в Даовае, округ Долунь, Внутренняя Монголия. Он был обнаружен в Далатском уезде Внутренней Монголии в 1978 году.

Este es un bian-aguja utilizado en el Período de Primavera-Otoño y los Estados Combatientes, 4, 6 cm de longitud, con forma similar a las agujas de piedra que se encuentran en Toudaowa, Condado de Duolun, Mongolia Interior. Fue descubierto en el Condado de Dalate de Mongolia Interior en 1978.

هذه إبرة حجرية من البرونز في فترة دول الربيع والخريف المتحاربة ، ويبلغ طولها 4.6 سنتيمتر وتشبه شكلها الإبر الحجرية التي تم اكتشافه... من منطقة دوولون في مقاطعة منغوليا الداخلية في الصين. تم اكتشافه في مجموعة من البرونز تم اكتشافها في دالات بانر ، مقاطعة منغوليا الداخلية في عام 1978.

第Ⅰ章

Chapter II

Chapitre II

Глава II

Capítulo II

الفصل الثاني

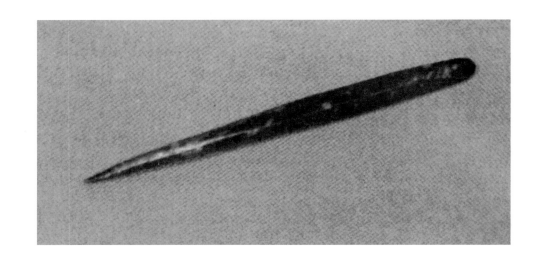

图 2-6 春秋战国时期青铜砭针

Bronze needle of Spring-Autumn and Warring States Period

Aiguilles de bronze pendant la période de printemps et d'automne et la période des Royaumes combattants

Бронзовая каменная игла в периоде Чуньцю и Чжаньго

Bronce Bian-aguja en el Período de Primavera-Otoño y los Estados Combatientes

الإبرة الحجرية البرونزية خلال الفترة بين أسرة الربيع –الخريف والممالك المتحاربة

扁鹊，相传姓秦，名越人，为战国时期勃海郡郑州人，精通内、外、妇产、小儿、五官、针灸各科，特别在望诊和脉诊方面有高深的造诣（图2-7）。

Bian Que, also called Qin Yueren, was born in Mozhou County of Bohai Prefecture in the Warring States Period. He was proficient in internal medicine, surgery, gynecology and obstetrics, pediatrics, E. N. T., and acupuncture and moxibustion, particularly in inspection and pulse diagnosis.

Bian Que, également appelé Qin Yueren, est né à Mozhou dans la préfecture de Bohai pendant la période des Royaumes Combattants. Il était compétent dans de nombreuses disciplines, en médecine interne, en chirurgie, en gynécologie et obstétrique, en pédiatrie, en ORL…l'acupuncture et la moxibustion, en particulier dans l'examen clinique avec l'inspection du visage et le diagnostic par les pouls.

Бянь Цюэ, его Фамилия—Цинь, Имя—Юежэнь, родился в Мочжоу, уезд Бохай в периоде Воюющих царств. Он хорошо разбирался в медицине, включая терапию, хирургию, гинекологию и акушерство, педиатрию, органы чувств, иглоукалывание и прижигание. Он обладал обширными знаниями в области осмотра и пульсовой диагностики.

Bian Que, también llamado Qin Yueren, nació en Mozhou de la Prefectura de Bohai en el Período de los Estados Beligerante. Fue competente en muchos departamentos, incluyendo medicina interna, cirugía, ginecología y obstetricia, pediatría, E. N. T., acupuntura y moxibustión, especialmente en inspección y diagnóstico de pulso.

بيان تشييه ، كان يُداعى أيضا تشين يويه جوه، ولد في إقليم موه جوه، ولاية بوه هاي في فترة الدول المتحاربة، كان في علم الأمراض الباطنية والجراحية، علم أمراض النساء والأطفال، علم الحواس الخمسة وعلم الوخذ بالإبر وكي الجلد، خاصة في جوانب تشخيص بالنبض وتشخيص بالملاحظة.

第一章

Chapter II

Chapitre II

Глава II

Capítulo II

الفصل الثاني

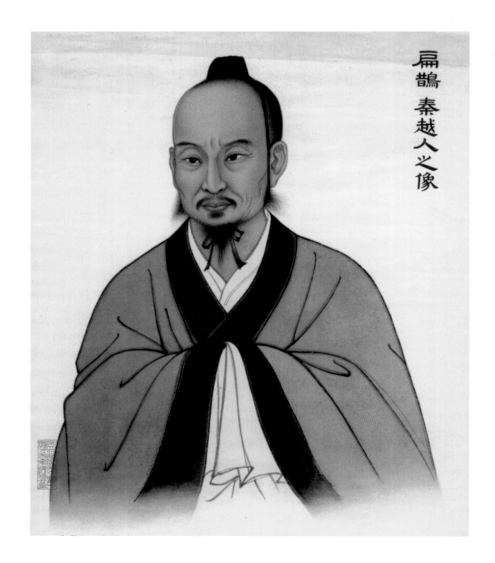

图 2-7　扁鹊像

Bian Que's portrait

Portrait de Bian Que

Портрет Бянь Цюэ

Retrato de Bian Que

رسم بيان تشييه

第Ⅰ章

Chapter II

Chapitre II

Глава II

Capítulo II

الفصل الثاني

埋葬扁鹊的地方，位于河北省内邱县神头村扁鹊祠（图 2-8）。

The Bian Que's Temple in Shentou Village, Neiqiu County, Hebei Province is where Bian Que's skull was buried.

Le temple à la mémoire de Bian Que, où son crâne a été enterré, est situé dans le village Shentou du comté de Neiqiu dans la province du Hebei.

Череп Бянь Цюэ был похоронен, в деревне Шэньтоу округа Нэйцю провинции Хэбэй.

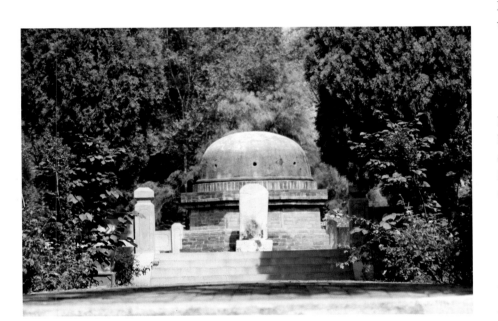

图 2-8　扁鹊墓

Bian Que's Tomb

La tombe de Bian Que

Bian Que's Tomb

Мавзолей Бянь Цюэ

Tumba de Bian Que

ضريح بيان تشيوه

Ubicado en el Templo de Bian Que, donde fue enterrado el cráneo de Bian Que, en la aldea Shentou del condado de Neiqiu en la provincia de Hebei.

يقع معبد بيان تشيوه التذكاري ، حيث وضع جمجمته المقبُور في قرية شن توه إقليم ني تسيو،مقاطعة خه بي.

第Ⅱ章

Chapter II

Chapitre II

Глава II

Capítulo II

الفصل الثاني

20 世纪 70 年代，山东省微山县两城山出土了一批东汉时期浮雕画像石，其中几幅被研究者命名为"扁鹊行医图"。画像石生动刻画了一个人面鸟身的形象，手持针形器物扬臂作针刺状，正在给患者治病（图 2-9）。

In 1970s, a number of relief stones from the Eastern Han Dynasty (25–220 A. D.) were uncovered in Liangchengshan, Weishan County, Shandong Province. Among them, researchers named a few as Pictures of Bian Que Practicing Medicine. This picture vividly depicts a figure with a human face and a bird's body holding a needle-like instrument in his raised hand, performing acupuncture treatment on a patient.

En 1970, un certain nombre de bas-reliefs en pierre de la période de la dynastie des Han de l'Est (25–220 apr. J.-C.) ont été découverts à Liangchengshan, district de Weishan, province du Shandong. Les chercheurs les ont appelés 《Bian Que est engagé dans la pratique médicale》. L'œuvre dépeint adroitement l'image d'un oiseau à visage humain, tenant un objet en forme poinçon de pierre, le bras levé et traite le patient.

В 70-ые годы 20 века, в графстве Вэйшань, Лянчэншань, провинция Шаньдун обнаружили несколько рельефных каменных скульптур из династии Восточной Хань, некоторые из них были названы исследователями 《Бянь цюэ, занимается медицинской практикой》. На портретном камне ярко изображено человеческое лицо с телом птицы, держащее предмет в форме иглы и поднимающее руку для лечения пациента.

Un cuerpo de tallas de piedra de alivio de la Dinastía Han Occidental fue descubierto en Liangchengshan, Condado de Weishan, de Shandong en los años 70 de Siglo 20, algunos de los cuales fueron nombrados como imágenes de Bian Que practicando medicina por los investigadores. Una imagen de cara humana y cuerpo de pájaro que sostenía un aparato de aguja para realizar el tratamiento era animada grabada en la piedra pictórica.

في سبعينيات القرن الـ20 ، تم اكتشاف عدد من النقوش الحجرية المرسومة من أسرة هان الشرقية في جبل ليانغتشنغ بمنطقة ويشان بمقاطعة شاندونغ ، وتم تسمية العديد منها باسم "خريطة إجراء بيان تشيوه زيارته الطبية ". يصور حجر بورترية بشكل واضح صورة طائر الوجه البشري ، حيث يتم وضع الكائن على شكل إبرة في شكل يشبه الإبرة ويعالج المريض .

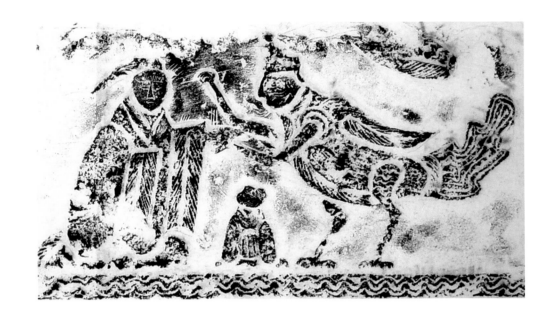

图 2-9 扁鹊针刺图

Picture of Bian Que performing acupuncture

Gravure de Bian Que montrant un poinçon de pierre

Изображение "Бяньцюэ выполняет иглоукалывание"

Imagen de Bian Que realizando aguja de acupuntura

صورة إجراء بيان تشيوه الوخز بالإبر

第二章

Chapter II

Chapitre II

Глава II

Capítulo II

الفصل الثاني

第Ⅰ章

Chapter II

Chapitre II

Глава II

Capítulo II

الفصل الأول

马王堆帛书经脉文献是迄今发现有关论述经脉学说的最早文献,内容包括《足臂十一脉灸经》《阴阳十一脉灸经》等,展示了经脉理论的早期面貌。1973 年在湖南长沙马王堆(公元前 168 年)出土(图 2-10)。

The literatures on meridians found among Mawangdui Tomb's silk-books have been so far the earliest. The literatures including *Zubi Shiyi Maijiu Jing* (*Moxibustion Classic on Eleven Meridians of Legs and Arms*) and *Yinyang Shiyi Maijiu Jing* (*Moxibustion Classic on Eleven Meridians of Yin-Yang*) show theories about meridians in their early form. They were unearthed in 1973 in Mawangdui Tomb (168 B. C.) , Changsha, Hunan Province.

C'est la littérature la plus ancienne sur la théorie des méridiens, incluant le *Traité classiques de la moxibustion dans les onze vaisseaux des mains et des pieds* et *Le traité classique de la moxibustion dans les onze vaisseaux Yin et Yang*, etc., ils montrent le développement de la théorie des méridiens. Ils ont été découverts en 1973 dans les tombes de Mawangdui (168 av. J.-C.) , Changsha, province du Hunan.

Литература по меридианам из шелковой книги с гробницы Мавандуй является самым ранним документом, в котором обсуждается теория меридианов и включает в себя 《Одиннадцать меридианов прижигания стопы и руки》 и 《Одиннадцать меридианов прижигания Инь Ян》, которые показывают раннее появление теории меридианов. В 1973 году она была найдена в Мавандуй, Чанша, провинция Хунань (168 г. до н. э.)

La literatura de meridiano de libros de seda de Tumba Mawangdui ha sido hasta ahora la primera sobre los meridianos, incluyendo *Zubi Shiyi Maijiu Jing* (*Moxibustión Clásica en Once Meridianos de Piernas y Armas*) y *Yinyang Shiyi Maijiu Jing* (*Moxibustión Clásica en Once Meridianos de Yin-Yang*), que muestra la característica temprana de la teoría del meridiano. Fue descubierto en la Tumba Mawangdui (168 A. C.) de Changsha, provincia de Hunan en 1973.

كتاب طبي حريري أُستُخرِج من قبر لأسرة هان في منطقة ماوانغدوي بمقاطعة هونان وسط الصين هو أقدم الأدب يتعلق بالتحدث عن نظرية مسارات جينغ —ماي، بما فيه ((كئ الجلد الكلاسيكي على أحد عشر مسارات ماي من الساقين والذراعين)) و((كئ الجلد الكلاسيكي على أحد عشر مسارات ماي من ين ويانغ)) والخ. ما أُكتشف في قبر لأسرة هان في منطقة ماوانغدوي ظهرت الوجه المبكر لنظرية مسارات جينغ —ماي.أُستُخرِج من قبر لأسرة هان في منطقة ماوانغدوي بمقاطعة هونان وسط الصين(168قبل الميلاد) في عام 1973.

第II章

Chapter II

Chapitre II

Глава II

Capítulo II

الفصل الثاني

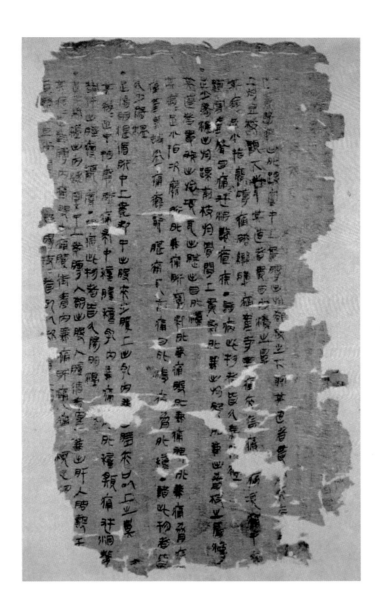

图 2-10　马王堆帛书经脉文献

Literatures on meridians from Mawangdui Tomb's silk-books

Littérature sur les méridiens de la bibliothèque de rouleaux de soie des tombes de Mawangdui.

Литература по меридианам из шелковой книги с гробницы Мавандуй

Literatura de meridiano de libros de seda de Tumba Mawangdui

كتاب طي حريري أُستُخرِج من قبر لأسرة هان في منطقة ماوانغدوي بمقاطعة هونان وسط الصين

第二章

Chapter II

Chapitre II

Глава II

Capítulo II

الفصل الثاني

张家山汉简脉书论述了人体经脉走向及所主治病症,其主要内容包含了马王堆出土经脉文献《阴阳十一脉灸经》的一些内容,1984 年在湖北张家山西汉早期墓出土(图 2-11)。

On some bamboo slips unearthed in Zhangjiashan, meridian circulations and their indications in human were discussed, with some contents the same as those in *Yinyang Shiyi Maijiu Jing (Moxibustion Classic on Eleven Meridians of Yin-Yang)* from Mawangdui. They were unearthed in 1984 from a tomb of early Western Han Dynasty (202 B. C.–8 A. D.) in Zhangjiashan, Hubei Province.

Des textes sur lattes de bambou trouvées à Zhangjiashan discutent des règles de circulation des méridiens et de leurs indications chez l'homme. Ils couvrent certains contenus du traité *Yinyang Shiyi Maijiu Jing (Moxibustion Classique sur Onze Méridiens Yin-Yang)* trouvé dans les tombes de Mawangdui. Ils sont mis au jour en 1984 à Zhangjiashan, province du Hubei, parmi les tombes des premières années de la dynastie des Han de l'Ouest.

Книги с методами диагностики из династии Хань в Чжан Цзашане обсуждают направление меридианов человеческого тела и лечение болезней. Его основное содержание включает в себя документ «Одиннадцать меридианов прижигания Инь ян», обнаруженного в гробнице Мавандуй. Найден в 1984 году в ранней гробнице из династии Западной Хань в Чжанцзяшане, Хубэй.

Los textos sobre listones de bambú encontrados en Zhangjiashan discuten las reglas de la circulación de los meridianos y sus indicaciones en los seres humanos. Cubren algunos contenidos del *Yinyang Shiyi Maijiu Jing (Moxibuscíon Clásica en Once Meridianos Yin-Yang)* encontrados en las tumbas de Mawangdui. Fueron desenterrados en 1984 en Zhangjiashan, provincia de Hubei, en las tumbas de los primeros años de la dinastía Han del Oeste.

ناقش كتاب بانبو المكتشف حول التشخيص بالنبض في جانغ جيا شا بجريان مسارات جينغ—ماى من الجسم والأعراض الرئيسية بها ، يتضمن المحتوى الرئيسي بعض محتويات في كتاب ((كئ الجلد الكلاسيكي على أحد عشر مسارات ماى من ين ويانغ)). أستُخرِج من قبر لأسرة هان الغربية في جانغ جيا شان بمقاطعة هو بي في عام 1984.

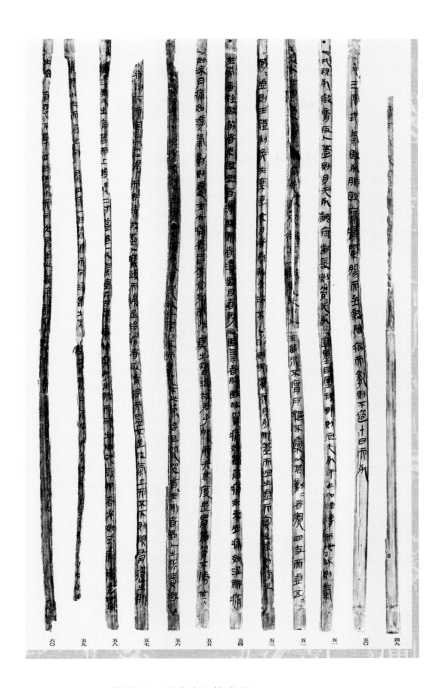

图 2-11 张家山汉简脉书

Bamboo-slip books on meridians from Han Dynasty found in Zhangjiashan

Livre concis sur les pouls (Maishu), de la Dynastie Han découvert à Zhangjiashan

Бамбуковые Книги с методами диагностики из династии Хань в Чжан Цзашане

Libro de pulsos concisos (Maishu) de la dinastía Han descubierto en Zhangjiashan

كتاب بانبو المكتشف حول التشخيص بالنبض في جانغ جيا شان

第二章

Chapter II

Chapitre II

Глава II

Capítulo II

الفصل الثاني

《黄帝内经》包括《素问》和《灵枢》两部分内容，约成书于战国至西汉年间，是现存最早的中医经典专著。其中有相当大的篇幅专论针灸，构建了针灸学理论体系的基本框架（图 2-12）。

Huangdi Neijing, composed of *Suwen* (*Plain Questions*) and *Lingshu* (*Miraculous Pivot*), is a book believed to have formed during the periods from the Warring States to the Western Han Dynasty (475 B. C.–8 A. D.) . It is the earliest monograph of TCM theories in existence. A considerable part of this book is on acupuncture and moxibustion, which serves as a basic framework for the theoretical system of acupuncture and moxibustion.

Le *Huangdi Neijing* composé de Suwen (Questions simples) et Lingshu (Merveilleux Pivot), est un livre rédigé dans la période des Royaumes Combattants et de la dynastie des Han de l'Ouest (206 av. J.-C.–9 apr. J.-C.) , qui est le premier ouvrage existant sur la théorie de la médecine chinoise, particulièrement dévolu à l'acupuncture et la moxibustion, constituant le cadre théorique des fondements de l'acupuncture et de la moxibustion.

《Хуанди Нэйцин》-сокращенное название 《Канон о внутреннем》, самая древняя медицинская классика в Китае, сохранившаяся до наших дней, появилась в эпохе с Воюющих царств до династии Западной Хань. Она состоит из двух частей: 《Су Вэнь》и 《Лин Шу》. В ней значительный раздел, посвященный иглоукалыванию и прижиганию, который составляет основу теоретической системы иглоукалывания и прижигания, что составляет основу теоретической системы Иглоукалывания и Прижигания.

Huangdi Neijing compuesto de *Suwen* (*Preguntas Claras*) y *Lingshu* (*Pivote Milagroso*), es un libro generalmente creído escrito en el Período de los Estados Beligerantes y la Dinastía Han del Oeste, que es la obra más temprana existente de la teoría de la MTC. En este libro, la acupuntura y la moxibustión se disiparan sistémicamente en muchos capítulos que constituían el marco teórico básico de la acupuntura y la moxibustión.

يتكون((كتاب الإمبراطور الأصفر للطب الباطني)) من جزأين هما:((الحوار الصريح)) تُنطق بالصينية ((سو ون))، و((المحور الروحي))وتُنطق بالصينية ((لينغ شو)). يعتقد أقدم موسوعة موجودة فعلا حتى الان حول الطب الصيني التقليدي، فيه جزء كبير من هذا الكتاب عن الوخز بالإبر والتشييح ،مما يشكل الإطار النظري الأساسي للوخز بالإبر والتشييح.

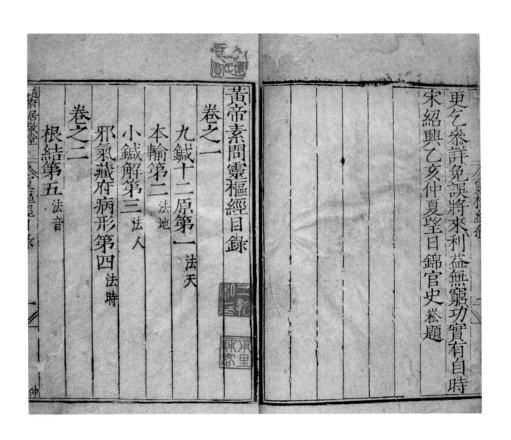

图 2-12　《黄帝内经》

Huangdi Neijing (*The Yellow Emperor's Inner Classic*)

Huangdi Neijing (*Classique interne de l'Empereur Jaune*)

《Хуанди Нэйцин》(Канон о внутреннем)

Huangdi Neijing (*Clásico Interno del Emperador Amarillo*)

((كتاب الإمبراطور الأصفر للطب الباطني))

第I章

Chapter II

Chapitre II

Глава II

Capítulo II

الباب الثاني

九针是古代文献记载的最早金属针具，首见于《黄帝内经》，包括镵针、圆针、鍉针、圆利针、铍针、锋针、大针、毫针和长针。元代医家杜思敬在《针经摘英集》中绘制了"九针图"（图 2-13，图 2-14）。

Nine needles, the earliest metal needles recorded in ancient literatures, are first mentioned in *Huangdi Neijing*, including Chanzhen (shear needle), Yuanzhen (round-point needle), Dizhen (spoon needle), Yuanli Zhen (round-sharp needle), Pizhen (stiletto needle), Fengzhen (lance needle), Dazhen (big needle), Haozhen (filiform needle) and Changzhen (long needle). This is the picture of nine needles in *Zhenjing Zhaiying Ji* (*A Collection of Gems from Acupuncture Classic*) written by Du Sijing (1235–1320 A. D.) in the Yuan Dynasty.

Les Neuf Aiguilles sont les premières aiguilles métalliques mentionnées dans la littérature ancienne, premièrement dans le *Huangdi Neijing*. Ces aiguilles sont Chanzhen (aiguille de cisaillement), Yuanzhen (aiguille à pointe arrondie), Dizhen (aiguille de cuillère), Yuanli zhen (aiguille ronde), Pizhen (aiguille stylet), Fengzhen (aiguille lancéolée), Dazhen (grosse aiguille), Haozhen (aiguille fine) et Changzhen (aiguille longue). Le document présente les neuf aiguilles tiré du *Zhenjing Zhaiying Ji* (Recueil des révélations d'Acupuncture Classique) de la dynastie Yuan (1271–1368) écrite par DU Sijing.

Девять игл—это самые ранние металлические иглы, описанные в древней литературе «Хуанди Нэйцин», включая иглы-лемехи, круглые иглы, тупые иглы, круглые и острые иглы, саблевидные иглы, остроконечные иглы, большие иглы, нитевидные иглы и длинные иглы. Это «Карта девяти игл», нарисованная врачом из династии Юань Ду Сьзином из Коллекции классических иглоукалывателей.

Nueve agujas, las primeras agujas metálicas grabadas en la literatura antigua, fue mencionada por primera vez en *Huangdi Neijing*, incluyendo Chanzhen (aguja cortante), Yuanzhen (aguja de punto redondo), Dizhen (aguja de cuchara), Yuanli Zhen (aguja de punta redonda), Pizhen (stiletto aguja), Fengzhen (aguja de lanza), Dazhen (aguja grande), Haozhen (aguja filiforme) y Changzhen (aguja larga). Esta es la imagen de nueve agujas en *Zhenjing Zhaiying Ji* (*Una Colección de Gemas de la Acupuntura Clási*ca) de la Dinastía Yuan escrita por Du Sijing.

الإبر التسع ، وهي أول إبر معدنية مسجلة في الأدب القديم ، أولاً في هوانغدي نيجينغ ((كتاب الإمبراطور الأصفر للطب الباطني)) ، بما في ذلك تشانجن (إبرة القص) ، ويوانجن (إبرة المائدة المستديرة) ، وديجن (إبرة الملعقة) ، ويوانليجن (إبرة حادة) ، بيجن (إبرة الخنجر) ، فنغجن (إبرة انس) ، طاجن (إبرة كبيرة) ، هاوجن (إبرة خيطية) و تشانجن (إبرة طويلة). هذه هي صورة التسع الإبر في جانغجين جاياينغ جي (مجموعة من الأحجار الكريمة من الوخز بالإبر الكلاسيكية) لسلالة يوان كتبه دو سي - جينغ.

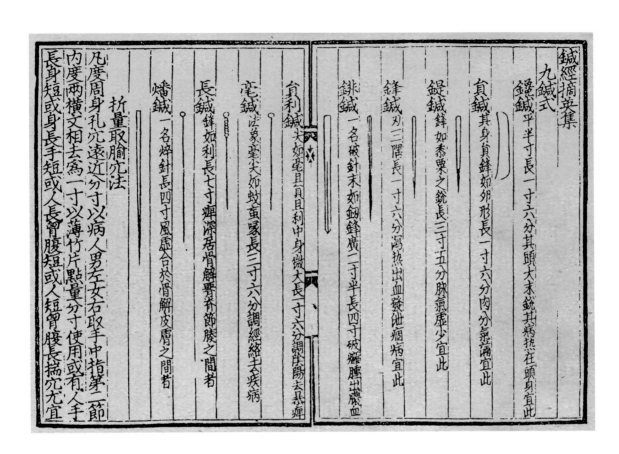

图 2-13　九针图

Picture of nine needles

Représentation des neuf aiguilles

Изображение девяти игл

Imagen de nueve agujas

صورة الإبر التسع

第II章

Chapter II

Chapitre II

Глава II

Capítulo II

الفصل الثاني

仿古九针模型由中国中医科学院
医史文献所监制。

Models of the replicated nine
needles supervised by the Insti-
tute of Medical History and Lit-
erature, CACMS.

Un modèle des neuf aiguilles
a été fabriqué à la demande de
l'Institut d'Histoire et de Littéra-
ture de l'Académie Chinoise des
Sciences Médicales Chinoises.

Воспроизводимая модель девять
игл была изготовлена Сучжоуской
компанией медицинской средств
под контролем Институт истории
медицины и литературы Китайской
академии наук традиционной
китайской медицины.

Modelo de las nueve agujas rep-
licadas supervisado por el Insti-
tuto de Historia de la Literatura
Médica de la Academia China de
Ciencias Médicas Chinas.

موذج الإبر التسع المنسوخ بمراقبة معهد أدب التاريخ الطبي
التابع للأكاديمية الصينية للعلوم الطبية الصينية التقليدي

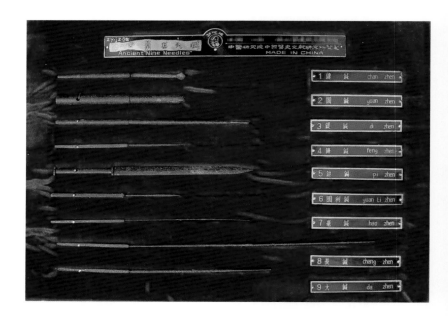

图 2-14 仿古九针模型

Replicated nine needles

Réplique des neuf aiguilles

Воспроизводимая модель девять игл

Nueve agujas replicadas

نموذج الإبر التسع المنسوخ

第II章

Chapter II

Chapitre II

Глава II

Capítulo II

الفصل الثاني

《黄帝明堂经》是中国第一部腧穴学专著，约成书于东汉初年，主要内容包括腧穴名称、部位、主治病症、刺灸法等方面。这是俄藏中国敦煌文献《黄帝明堂经》残页，现藏于俄罗斯艾尔米塔什博物馆（图2-15）。

Huangdi Mingtang Jing, the first monograph on acupoints in China, is estimated to have formed in the early stage of the Eastern Han Dynasty (25–220 A. D.) . Its main content covers the name, location and clinical indications of acupuncture points, methods of needling and moxibustion and so on. This is the incomplete copy of *Huangdi Mingtang Jing* found in Dunhuang of China which is now kept in the Hermitage Museum of Russia.

Le *Huangdi Mingtang Jing* est la première monographie sur les points d'acupuncture en Chine, achevée au début de la dynastie Han de l'Est. Son contenu principal couvre le nom, l'emplacement et les indications cliniques des points d'acupuncture, des méthodes de puncture et de moxibustion etc. Le fragment présenté du *Huangdi Mingtang Jing* est la page restante du manuscrit de Dunhuang de la dynastie Tang recueilli par le Musée de l'Ermitage en Russie. Musée de l'Ermitage de Russie.

《ХуанДи МинТан Цзин》 — первая монография об акупунктурных точках в Китае. Книга была написана в первые годы династии Восточной Хань. Основное содержание включает название и местоположение точек, основные заболевания и методы воздействия на акупунктурные точки. Это оставшаяся страница 《ХуанДи МинТан Цзин》, который принадлежит китайским дуньхуанским документам и в настоящее время сохранится в Эрмитаже в России.

Huangdi Mingtang Jing es la primera monografía sobre los puntos acupunturales en China, completada en la etapa temprana de la Dinastía Han del Este. Su contenido principal abarca el nombre, la ubicación y las indicaciones clínicas de los acupoints, los métodos de punción y moxibustión, entre otros. Este es el fragmento del *Huangdi Mingtang Jing* recogido por el Museo del Hermitage de Rusia.

يكون ((كتاب الإمبراطور الأصفر للطب الباطني-علم نقاط الوخز)) أول دراسة عن علم نقاط الوخز في الصين، وقد اكمل في السنوات الأولى من عهد أسرة هان الشرقية، وتشمل المحتويات الرئيسية بشأن أسماء ومواقع النقاط وأمراض معينة بها، طريق الوخز بالإبر والخز. هذه الصفحة المتبقية من ((كتاب الإمبراطور الأصفر للطب الباطني-علم نقاط الوخز)) التي وجدت في مدينة دون هوانغ،الصين. هي موجودة الآن في متحف متحف المحبسة في روسيا

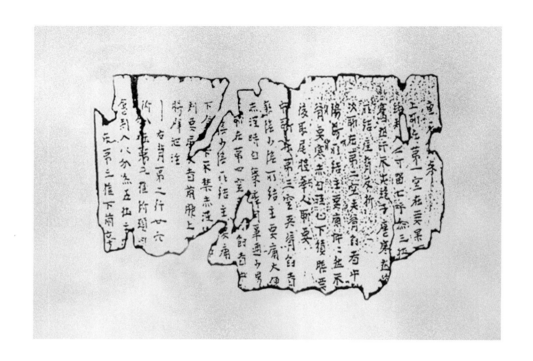

图 2-15 《黄帝明堂经》

Huangdi Mingtang Jing (*The Yellow Emperor's Inner Canon of Acupoints*)

Huangdi Mingtang Jing (*Canon du Ming Tang de l'Empereur Jaune*)

《ХуанДи МинТан Цзин》(Внутренний канон акупунктурных точек Желтого императора)

Huangdi Mingtang Jing (*Canon Interior del Emperador Amarillo de Acupuntos*)

هوانغ دي مينغ تانغ جينغ ((كتاب الإمبراطور الأصفر للطب الباطني—علم نقاط الوخز))

第二章

Chapter II

Chapitre II

Глава II

Capítulo II

الفصل الثاني

华佗（约公元 145—208 年），安徽亳县（州）人，精通内、外、妇产、小儿、针灸等各科，尤擅长外科，被后世尊为"外科鼻祖"（图 2-16）。

Hua Tuo (approximately 145–208 A. D.), born in Bo County, Anhui Province, was proficient in internal medicine, surgery, gynecology and obstetrics, pediatrics and acupuncture and moxibustion, especially in surgery. He is deemed as the founder of surgery.

Hua Tuo (environ 145–208 après J.-C), est né dans le district de Bo de la province de l'Anhui. C'est un médecin célèbre qui maîtrise la médecine interne, la chirurgie, la gynécologie et l'obstétrique, la pédiatrie et l'acupuncture. Il est respecté en tant que fondateur de la chirurgie et de l'anesthésie.

Хуа Туо (приблизительно 145–208 гг. н. э.) , уроженец округа Бо, провинция Аньхуй, владеет терапией, хирургией, акушерством и гинекологией, педиатрией, иглоукалыванием и другими предметами. Его назвали Основоположником хирургии.

Hua Tuo (aproximadamente A. D. 145–208), nacido en el Bozhou de la provincia de Anhui, es un famoso médico que es competente en la medicina interna, cirugía, ginecología y obstetricia, pediatría y acupuntura, especialmente en la cirugía. Es respetado como el fundador de la cirugía.

هوا توه (حوالي 145-208 بعد الميلاد) ،فقد عاش في إقليم بوه، مقاطعة أنهوي، بالاختصاص الداخلي والجراحي ، والأمومة ، وطب الأطفال ، والوخز بالإبر وغيرها من الموضوعات ، وهو جيد بشكل خاص في الجراحة ويعتبر "أبو الجراحي" من قبل الأجيال اللاحقة .

第Ⅰ章

Chapter II

Chapitre II

Глава II

Capítulo II

الفصل الثاني

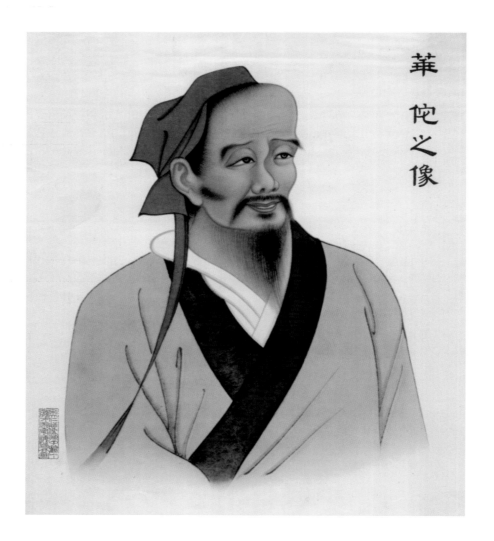

图 2-16　华佗像(宋大仁绘于 1955 年)

Hua Tuo's portrait (painted by Song Daren in 1955)

Portrait de Hua Tuo (dessiné par Song Daren en 1955)

Портрет Хуа То (Нарисовал Сонг Дажен в 1955 году.)

Retrato de Hua Tuo (pintado en 1955)

رسم للطبيب هوا توه (رسمها سونغ دارين في عام 1955)

张仲景(约公元 150—219 年),河南南阳人,东汉末年著名医学家,元明以后被奉为"医圣",写出了不朽的中医经典名著《伤寒杂病论》(图 2-17)。

Zhang Zhongjing (approximately 150–219 A. D.) , born in Nanyang, Henan Province, a famous physician of the Eastern Han Dynasty, wrote an immortal medical masterpiece *Shanghan Zabing Lun* (*Treatise on Febrile and Miscellaneous Disease*). He has been regarded as the Sage of TCM since the Yuan and Ming Dynasties.

Zhang Zhongjing (environ 150–219 après J.-C), est un célèbre médecin de la dynastie des Han de l'Est, né à Nanyang, province du Henan. Il a écrit un chef-d'œuvre médical immortel *Shanghan Zabing Lun* (*Traité sur les maladies fébriles et diverses*). Il est considéré comme un sage de MTC depuis la dynastie Yuan et Ming.

Чжан Чжунцзинь (приблизительно 150–219 г. н. э.) , уроженец Наньяна, Хэнань, известный ученый-медик в конце династии Восточной Хань, после династий Юань и Мин считался «медицинским мудрецом» и написал бессмертную классику китайской медицины «Шан хань цза бин лунь»(«Трактат о лихорадочных состояниях и разных болезнях»).

Zhang Zhongjing (aproximadamente A. D. 150–219), un famoso médico de la Dinastía Han del Este, nació en Nanyang, provincia de Henan. Escribió una obra maestra médica inmortal *Shanghan Zabing Lun* (*Tratado sobre la Enfermedad Febril y Miscelánea*). Es considerado como el sabio de la MTC después de la Dinastía Yuan y Ming.

ولد تشانغ تشونغ جينغ في مدينة نان يانغ ، مقاطعة خنان، هو طبيب مشهور في نهاية العهد أسرة هان الشرقية ،يُقدَّس على انّه إله الطب بعد أسرة سلالات يوان ومينغ بفضل كتابه ((حول حمى التيفوئيد والأمراض المختلفة)).

第二章

Chapter II

Chapitre II

Глава II

Capítulo II

الفصل الثاني

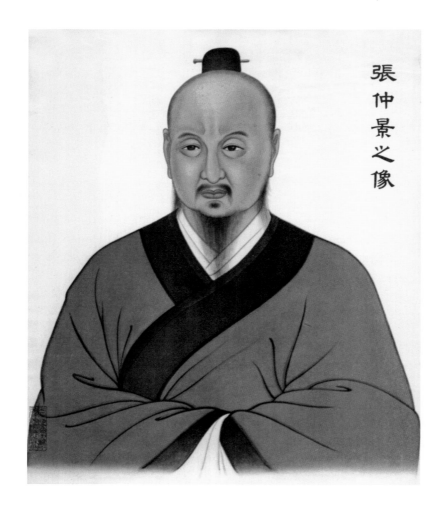

图 2-17　张仲景像（宋大仁绘于 1955 年）

Zhang Zhongjing's portrait (painted by Song Daren in 1955)

Portrait de Zhang Zhongjing (dessiné par Song Daren en 1955)

Портрет Чжан Чжунцзин (Нарисовал Сонг Дажен в 1955 году.)

Retrato de Zhang Zhongjing (pintado en 1955)

رسم للطبيب تشانغ جونغ جينغ (رسمها سونغ دارين في عام 1955)

第Ⅱ章

Chapter II

Chapitre II

Глава II

Capítulo II

الفصل الثاني

《伤寒杂病论》是一部阐述如何治疗外感疾病的专著，是中国医学史上第一部集理、法、方、药于一体的经典，被称为"群方之祖"（图 2-18）。

Shanghan Zabing Lun, a monograph on treatment of externally contracted diseases, is the first classic integrating theories, methods, prescriptions and herbs in China's medical history, known as the Source of TCM Prescriptions.

Shanghan Zabing Lun est une monographie sur la façon de traiter les maladies exogènes et leurs attaques des 《grands méridiens》. C'est le premier classique de médecine chinoise sur les principes médicaux, les méthodes, les prescriptions des plantes, considéré comme l'ancêtre des prescriptions de la pharmacopée chinoise.

《Шан хань цза бин лунь》 — это монография, объясняющая, как лечить экзогенные заболевания. Это первая классика в истории медицины Китая, которая объединяет науку, закон, рецепт и медицину. Трактат известен как 《Отец рецептов》.

Shanghan Zabing Lun es una monografía sobre cómo tratar la enfermedad exógena, que es el primer clásico de TCM en principios médicos, métodos, recetas y hierbas, se le conoce como padre de las prescripciones de TCM.

ان ((حول حمى التيفونيد والأمراض المختلفة)) وهي أول كلاسيكية في تاريخ الطب الصيني ، تدمج مبدأ-نهج-وصفة-دواء ، وتسمى "أسلاف المجموعة الوصافات الطبية."

第二章

Chapter II

Chapitre II

Глава II

Capítulo II

الفصل الثاني

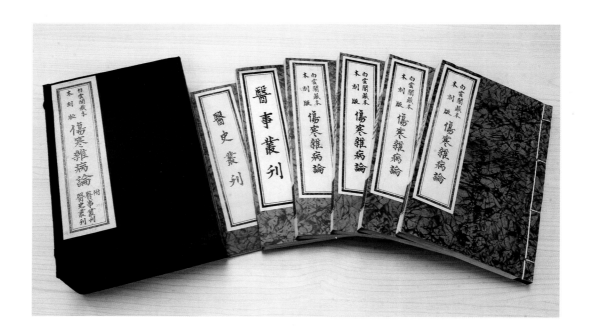

图 2-18 《伤寒杂病论》

Shanghan Zabing Lun (*Treatise on Febrile and Miscellaneous Disease*)

Shanghan Zabing Lun (*Traité sur les maladies fébriles et diverses*)

《*Шанхань Цзабин Лунь*》(《*Трактат о лихорадочных состояниях и разных болезнях*》)

Shanghan Zabing Lun (*Tratado sobre la Enfermedad Febril y Miscelánea*)

((حول حمى التيفوئيد والأمراض المختلفة)) شانغ هان تسا بينغ لون

皇甫谧(公元 215—282 年),甘肃灵台县人,撰写了第一部针灸学专著《针灸甲乙经》,对针灸学发展产生了巨大影响,因此皇甫谧有"针灸学鼻祖"之称(图 2-19)。

Huangfu Mi (215–282 A. D.) , born in Lingtai County, Gansu Province, compiled the first monograph on acupuncture and moxibustion—*Zhenjiu Jiayi Jing* (*The A-B Canon of Acupuncture and Moxibustion*) which greatly influenced the development of acupuncture and moxibustion. Therefore, he is called the Originator of Acupuncture and Moxibustion.

Huangfu Mi (215–282 après J.-C) est né dans le comté de Lingtai, province du Gansu. Il a compilé la première monographie d'acupuncture chinoise intitulée *Zhenjiu Jiayi Jing* (*L'abécédaire de l'acupuncture et de la moxibustion*). Il a grandement contribué à la systématisation des connaissances sur l'acupuncture et la moxibustion. Il est ainsi appelé le fondateur de l'acupuncture et de la moxibustion pratique.

Хуанфу Ми (215–282 г.)—родившийся в графстве Лингтай, провинция Ганьсу, написал первую монографию по акупунктуре 《Трактат о первичном и вторичном в иглоукалывании и прижигании》, которая оказала огромное влияние на развитие иглоукалывания, поэтому Хуанфу Ми известен как 《Предок иглоукалывания》.

Huangfu Mi (A. D. 215–282), nacido en el Condado de Lingtai, provincia de Gansu, compiló la primera monografía de la acupuntura y la moxibustión *Zhenjiu Jiayi Jing* (*Canon A-B de Acupuntura y Moxibustión*) para hacer gran influencia en el desarrollo de la acupuntura y la moxibustión. Por lo tanto, se le llama el fundador de la acupuntura y la moxibustión.

قام هوانغ فومي (215—282) ، المولود في مقاطعة لينغتاى بمقاطعة قانسو ، بتجميع أول دراسة للوخز بالإبر الصينية ((ألف باء كلاسيكيات الوخز بالإبر والتشييح)) لها تأثير بشكل كبير على تطور الوخز بالإبر. ويسمى مؤسس الوخز بالإبر والتشييح.

第Ⅱ章

Chapter II

Chapitre II

Глава II

Capítulo II

الفصل الثاني

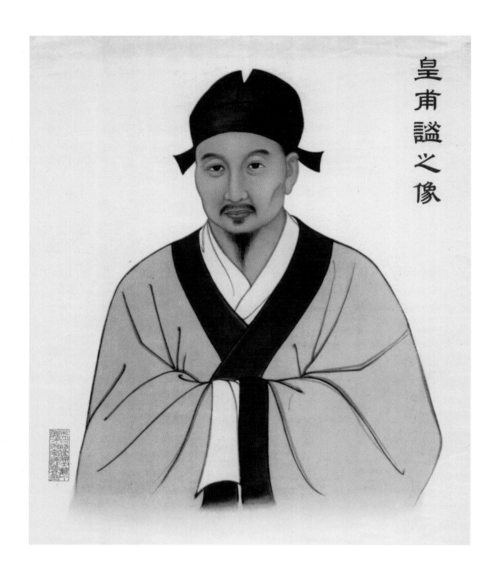

图 2-19　皇甫谧像（宋大仁绘于 1955 年）

Huangfu Mi's portrait (painted by Song Daren in 1955)

Portrait de Huangfu Mi (dessiné par Song Daren en 1955)

Портрет Хуанфу Ми (Нарисовал Сонг Дажен в 1955 году.)

Retrato de Huangfu Mi (pintado en 1955)

رسم للطبيب هُوَائغ فُو مِي (رسمها سونغ دارين في عام 1955)

第Ⅰ章

Chapter II

Chapitre II

Глава II

Capítulo II

الفصل الثاني

《针灸甲乙经》将《灵枢》《素问》《黄帝明堂经》类编为一书,内容包括脏腑、经络、腧穴、诊断、治疗等方面,在针灸学的发展史上起到了承前启后的作用(图2-20)。

Zhenjiu Jiayi Jing, integrating contents of *Lingshu*, *Suwen* and *Huangdi Mingtang Jing*, and containing TCM theories on zang-fu organs, meridians, acupoints, diagnostics and treatment, plays a transitional role in the development history of acupuncture and moxibustion.

Cet ouvrage est une compilation classifiée constituée à partir du *Lingshu,Su Wen*, et le *Traité du Mingtang de l'empereur Jaune*. Il contient les théories de MTC sur les organes, les méridiens, les points d'acupuncture, les bases du diagnostic et du traitement. C'est un document fondamental qui joue un rôle important pour le développement de l'acupuncture et de la moxibustion.

Объединяя 《Лин Шу》, 《Су Вэнь》и 《ХуанДи МинТан Цзин》, 《Трактат о первичном и вторичном в иглоукалывании и прижигании》включает учения об органах, меридианах, методах акупунктуры, диагностику и лечение. Продолжая традиции прошлого, эта книга открывала путь для будущего в развитии иглоукалывания и прижигания.

Zhenjiu Jiayi Jing está integrado con el *Lingshu, Suwen*, y *Huangdi Mingtang Jing*, que contiene las teorías de la MTC en los órganos de Zang-Fu, los meridianos, los puntos acupunturales, los diagnósticos y los tratamientos, que desempeña un papel importante en vincular el pasado y el futuro de la acupuntura y el desarrollo de la moxibustión.

((ألف –باء كلاسيكيات الوخز بالإبر والتشييح))جمع بين ((الحوار الصريح)) و((المحور الروحي))و((كتاب الإمبراطور الأصفر للطب الباطني-علم نقاط الوخز)) في كتاب واحد يتضمن **الأحشاء** والقنوات جينغ لوه ونقاط الوخز والتشخيص والعلاج وما إلى ذلك ، ويلعب دوراً في تطوير الوخز بالإبر والكي في الماضي والحاضر والمستقبل.

第二章

Chapter II

Chapitre II

Глава II

Capítulo II

الفصل الثاني

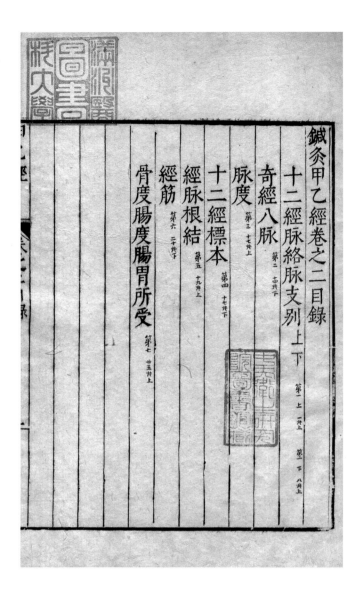

图 2-20 《针灸甲乙经》

Zhenjiu Jiayi Jing (**The A-B Canon of Acupuncture and Moxibustion**)

Zhenjiu Jiayi Jing (*Abécédaire de l'acupuncture et de la moxibustion*)

《*Трактат о первичном и вторичном в иглоукалывании и прижигании*》

Zhenjiu Jiayi Jing (*Canon A-B de Acupuntura y Moxibustión*)

((ألف —باء كلاسيكيات الوخز بالإبر والتشييح))

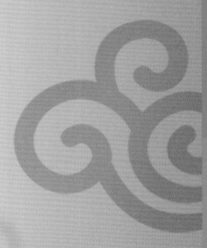

第Ⅱ章

Chapter Ⅱ

Chapitre Ⅱ

Глава Ⅱ

Capítulo Ⅱ

الفصل الثاني

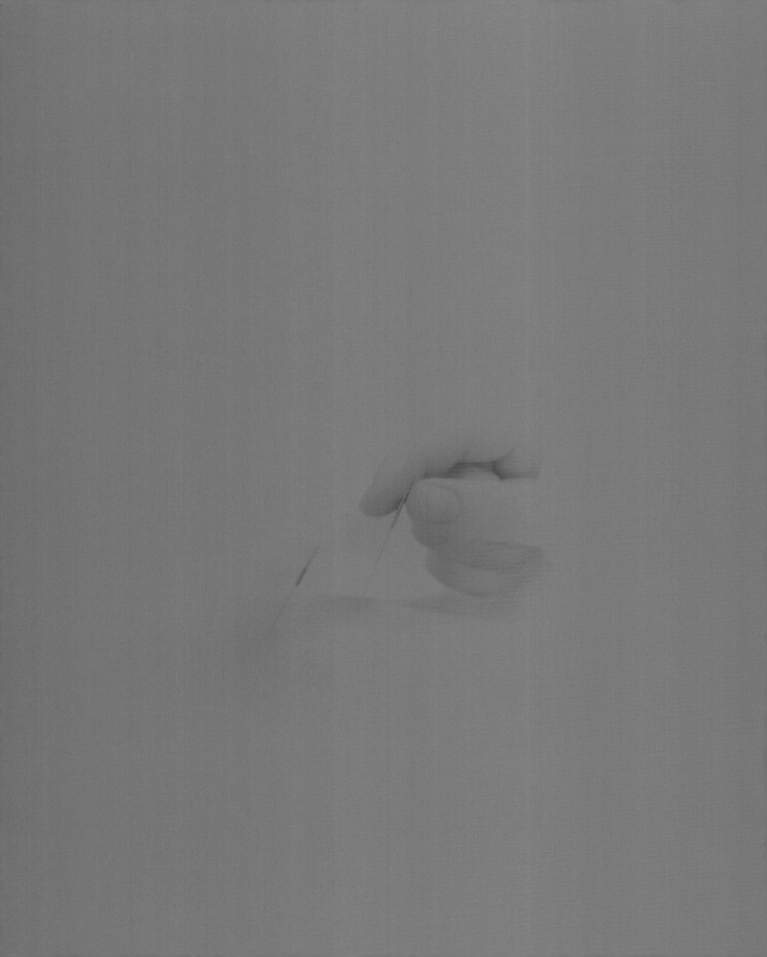

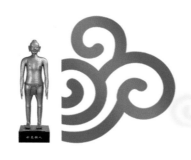

第三章　中医针灸的经络腧穴

Chapter Ⅲ　Meridian-collateral and Acupoints of Acupuncture and Moxibustion of TCM

Chapitre Ⅲ　Points d'Acupuncture des Méridiens de MTC

Глава Ⅲ　Меридианы и Акупунктурные точки традиционной медицины

Capítulo Ⅲ　Puntos y meridianos-colaterales de Acupuntura y Moxibustión de la MTC

الفصل الثالث   قنوات "جينغ-لوه" ونقاطها

第三章

Chapter III

Chapitre III

Глава III

Capítulo III

الفصل الثالث

经络是运行气血、联系脏腑和体表及全身各部的通道,是"经脉"和"络脉"的总称。"腧穴"是人体脏腑经络之气输注于体表的部位。

.

Meridian-collateral is a general term for meridians and collaterals, the channel for the circulation of qi and blood and for linking zang-fu organs, body surface and all parts of the body. Acupoints are the areas where qi from the zang-fu organs and meridians effuse and infuse onto the body surface.

Les méridiens, principaux et secondaires, sont des voies de circulation de l'énergie et du sang (qi-xue) et constituent un réseau liant les viscères profonds (zang-fu) à la surface de la peau, sur laquelle ils suivent un trajet vertical, d'où le nom de 《méridien》. Les points d'acupuncture sont des zones punctiformes sur les trajets des méridiens concentrant l'énergie du viscères et contrôlant les flux des méridiens entre les viscères et la surface du corps.

《Меридиан》—это канал, который управляет Ци и кровью, соединяет внутренние органы и поверхность тела со всеми частями тела и объединяет термины 《меридиан》и 《коллатераль》. Акупунктурная точка-это место на поверхности тела, связывающее со внутренними органами и меридианами тела.

Meridiano-colateral es el canal de sangre circulante y la vinculación de los órganos y la superficie del cuerpo, que se compone de meridianos y colaterales en general. Los puntos acupunturales son las áreas donde el Qi del Zang-Fu y los meridianos se funden y se infunden en la superficie del cuerpo.

القنوات في الطب التقليدي الصيني تشيرإلي المسارات التي تجري فيها تشي(qi) والدم، وتتصل أعضاء الجسم والجلد وأجزاء الجسم كلها، وهي المصطلح العام للقنوات"جينغ ماى" وفروع القنوات "لوه ماى ". إن نقاط الوخز هي أماكن التي يتدفق فيها تشي والدم من الأعضاء والقنوات إلي سطح الجسم .

十二经脉是经络系统的主体，其命名根据阴阳属性、所属脏腑、循行部位综合而定。包括手太阴肺经、手阳明大肠经、足阳明胃经、足太阴脾经、手少阴心经、手太阳小肠经、足太阳膀胱经、足少阴肾经、手厥阴心包经、手少阳三焦经、足少阳胆经、足厥阴肝经（图3-1）。

Twelve meridians are the main components of the meridian-collateral system, which are termed on their yin-yang properties, attaching organs, and the running areas, including lung meridian of hand-taiyin, large intestine meridian of hand-yangming, stomach meridian of foot-yangming, spleen meridian of foot-taiyin, heart meridian of hand-shaoyin, small intestine meridian of hand-taiyang, bladder meridian of foot-taiyang, kidney meridian of foot-shaoyin, pericardium meridian of hand-jueyin, triple-energizer meridian of hand-shaoyang, gallbladder meridian of foot-shaoyang and liver meridian of foot-jueyin.

Les douze méridiens sont le principal système méridien. Leur nom est basé sur les attributs yin et yang, les viscères et leur lien à la main ou au pied. Les douze méridiens sont le méridien Taiyin de la main et du poumon, le Yangming de la main et du gros intestin, le Yangming du pied et de l'estomac, le Taiyin du pied et de la rate, le Shaoyin de la main et du coeur, le Taiyang de la main et de l'intestin grêle, le Taiyang du pied et de la vessie, le Shaoyin du pied et du rein, le Jueyin de la main et du 《maître du cœur》, le Shaoyang de la main et des Trois Foyers, le Shaoyang du pied et de la vésicule biliaire, le Jueyin du pied et du foie.

Двенадцать меридианов являются основной частью системы меридианов, и их наименование основано на синтезе свойств Инь и Ян, органов и мест кровообращения. Они включают в себя Ручной меридиан тай-инь легких, ручной меридиан ян-мин толстого кишечника, ножной меридиан ян-мин желудка, ножной меридиан тай-инь селезенки, ручной меридиан шао-инь сердца, ручной меридиан тай-ян тонкого кишечника, ножной меридиан тай-ян мочевого пузыря, ножной меридиан шао-инь почек, ручной меридиан цзюэ-инь перикарда, ручной меридиан шао-ян Сянь-цзяо, ножной меридиан шао-ян желчного пузыря и ножной меридиан цзюэ-инь печени.

Doce meridianos son los principales componentes del sistema del meridiano-colateral, que se denominan en sus propiedades Yin-Yang, órganos de fijación, y las áreas de funcionamiento, incluyendo el meridiano del pulmón de la mano-taiyin, gran meridiano del intestino de la mano-yangming, el meridiano del estómago del pie-yangming, el meridiano del bazo del pie-taiyin, el meridiano del corazón de la mano-shaoyin, el meridiano del intestino delgado de la mano-taiyang, el meridiano de la vejiga del pie-taiyang, el meridiano de riñón del pie-shaoyin, el meridiano del pericardio de la mano-jueyin, el meridiano de la mano-shaoyang, el meridiano de la vesícula del pie-shaoyang y el meridiano del hígado del pie-jueyin.

القنوات الاثني عشرة الاعتيادية هي المكونات الرئيسية لنظام شبكة "جينغ-لوه" ، والتي تُعرف باسم خصائص ين-يانغ ، والأحشاء الملحقة ، ومناطق الجري،بما في ذلك قناة الرئة (تاي ين) ليد،قناة الأمعاء الغليظة (يانغ مينغ) ليد،قناة المعدة (يانغ مينغ) لقدم،قناة الطحال (تاي ين) لقدم،قناة القلب (شاو ين) ليد،قناة الأمعاء الدقيقة (تاي يانغ) ليد،قناة المثانة (تاي يانغ) لقدم،قناة الكلى (شاو ين) لقدم،قناة غشاء القلب (جيويه ين) ليد،قناة سان جياو (شاو يانغ) ليد،قناة المرارة (شاو يانغ) لقدم،وقناة الكبد (جيويه ين) لقدم.

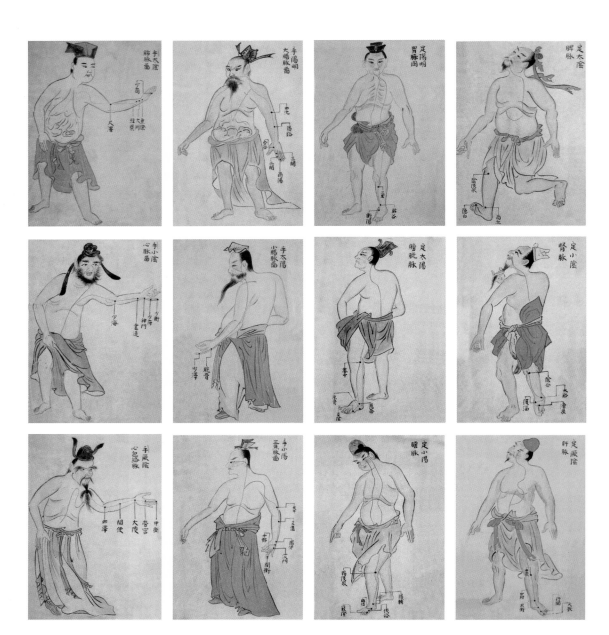

图 3-1　十二经脉图
宋代名医杨介绘制（1113 年）

Illustrations of twelve meridians
Painted by Yang Jie (1113 A. D.) , a famous
TCM doctor in the Song Dynasty

Illustrations des Douze Méridiens
Peint par le célèbre docteur Yang Jie de la dy-
nastie des Song (1113 après J.-C)

**Иллюстрация Двенадцати Меридианов Была
нарисована известным доктором Ян Цзе в династии
Сун (1113 г.)**

Ilustraciones de doce meridianos
Pintado por el famoso médico MTC YANG JIE en la
Dinastía Song (A. D. 1113)

رسم حول القنوات الاثنتي عشرة الاعتيادية
تصميم الطبيب الشهير يانغ جي من فترة أسرة سونغ (عام1113)

第三章

Chapter III

Chapitre III

Глава III

Capítulo III

الفصل الثالث

奇经八脉是相对于十二经脉的一个概念，包括督脉、任脉、冲脉、带脉、阳维脉、阴维脉、阴跷脉、阳跷脉（图 3-2，图 3-3）。

Eight extra meridians is a concept different from the twelve meridians, including Governor Vessel, Conception Vessel, Thoroughfare Vessel, Belt Vessel, Yang Link Vessel, Yin Link Vessel, Yin Heel Vessel and Yang Heel Vessel.

Huit méridiens sont dits 《extraordinaires》ou 《curieux》, ils ont une nature différente de celles des 12 méridiens principaux. Ils comprennent le vaisseau 《conception》Ren Mai, le vaisseau 《gouverneur》Du Mai, le vaisseau 《des assauts》Chong Mai, le vaisseau 《ceinture》Dai Mai, les deux vaisseaux 《de liaison》Yin et Yang Wei, les deux vaisseaux 《du talon》Yin et Yang Qiao.

Восемь чудесных необычных меридианов—коллективный термин меридианов:Жень, Ду, Чун,Дай, Ян-вэй, Инь-вэй, Инь-цяо и Ян-цяо.

Ocho meridianos extraordinarios son las categorías diferentes de los doce meridianos, incluyendo el gobernadora (Du Mai), la concepción (Ren Mai), la calle (Chong Mai), la correa (Dai Mai), el enlace Yin (Yin Wei Mai), el enlace Yang (Yang Wei Mai), el talón Yin (Yin Qiao Mai) y el talón Yang (Yang Qiao Mai).

القنوات الاستثنائية الثامني استنادا إلى أساس القنوات الاثني عشرة الاعتيادية،بما في ذلك الأوعية المسيطرة (قناة دو)،الأوعية الادراك (قناة رن)،الأوعية النافذة(قناة تشوان)،الأوعية الحزامية(قناة داي)،ين قناة العقب (قناة ين كياو)،يانغ قناة العقب (قناة يانغ كياو)،(قناة ين واي) و(قناة يانغ واي).

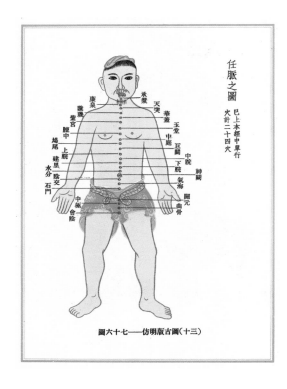

图 3-2　任脉图

Illustration of Ren Vessel (Conception Vessel)

Schéma du Ren Mai

Иллюстрация меридиана Жэнь

Ilustración del Meridiano de la Concepción (Ren Mai)

رسم حول القناة الادراك (رن)

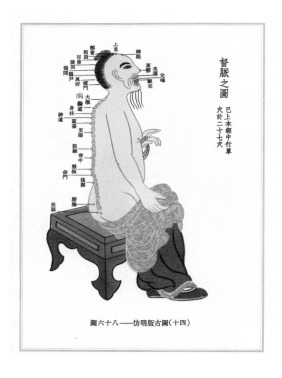

图 3-3　督脉图

Illustration of Du Vessel (Governor Vessel)

Schéma du Du Mai

Иллюстрация меридиана Ду

Ilustración del Meridiano del Gobernador (Du Mai)

رسم حول القناة الحاكمة (دو)

腧穴是针灸治疗疾病的刺激点,其命名以所居部位和作用为基础,并结合自然界现象和医学理论等,采用取类比象的方法而定。腧穴的数量,《黄帝内经》中记载的有 160 个左右,随着时间的推移不断增加(表 3-1)。

Acupoints are the stimulus points for treating diseases based on acupuncture and moxibustion theories. They are named firstly according to their location and function, and secondly out of analogy from natural phenomena and medical theories. 160 acupoints, which were recorded in *Huangdi Neijing*, gradually increased over time.

Les points d'acupuncture sont les lieux à stimuler pour traiter les maladies. Leur dénomination est basée sur leur localisation et leur fonction, combinée avec des phénomènes naturels ou/et des théories médicales, selon la méthode d'analogie. Il y a 160 points d'acupuncture au total mentionnés dans *Huangdi Neijing* et le nombre est progressivement augmenté dans les années suivantes.

Акупунктурные точки-это раздражимые точки акупунктуры для лечения заболеваний, и их названия основаны на местоположении и функции в сочетании с явлениями природы и медицинскими теориями и т. д. Количество точек, записанных в трактате 《Хуанди Нэйцин》составляет около 160, и со времени оно продолжает расти.

Los puntos acupunturales son los puntos de estímulo para tratar enfermedades basadas en la teoría de la acupuntura. En base a su ubicación y función, también los fenómenos naturales y la teoría medical, los principios de denominación de los puntos acupuntura se hacen con teorías de analogía. Hay 160 puntos de acupuntura en total mencionados en *Huangdi Neijing* y el número se incrementa gradualmente en los siguientes libros.

نقاط الوخز هي نقاط التحفيز لعلاج الوخز بالإبر للأمراض ، يتم تسميتها أولاً وفقًا لموقعها ووظيفتها ، وثانيًا على أساس التشابه مع الظواهر الطبيعية والنظريات الطبية. أما عدد نقاط الوخز ، فهناك حوالي 160 مسجلة في((كتاب الإمبراطور الأصفر للطب الباطني)) ، والذي يزداد بمرور الوقت.

表 3-1　腧穴数量的演变

年代（公元）	出处	经穴数量		
		单穴	双穴	合计
战国 - 秦汉	《黄帝内经》	约 25	约 135	约 160
魏晋	皇甫谧《针灸甲乙经》	49	300	349
唐（高宗时期）	孙思邈《千金翼方》			
宋（1026 年）	王惟一《铜人腧穴针灸图经》	51	303	354
元（1341 年）	滑寿《十四经发挥》			
明（1601 年）	杨继洲《针灸大成》	51	308	359
清（1815 年）	李学川《针灸逢源》	52	309	361

Table 3-1　Illustration of changes in the number of acupuncture points

Age or year（A.D.）	Source	Number of Acupoints		
		Single Points	Points in Pairs	Total
Warring States Period–Qin and Han Dynasties	*Huangdi Neijing*	Approximately 25	Approximately 135	Approximately 160
Wei and Jin Dynasties	*Zhenjiu Jiayi Jing* by Huangfu Mi	49	300	349
Tang Dynasty (Gaozong Peirod)	*Qianjin Yifang* by Sun Simiao			
Song Dynasty (1026 A. D.)	*Tongren Shuxue Zhenjiu Tujing* by Wang Weiyi	51	303	354
Yuan Dynasty (1341 A. D.)	*Shisijing Fahui* by Hua Shou			
Ming Dynasty (1601 A. D.)	*Zhenjiu Dacheng* by Yang Jizhou	51	308	359
Qing Dynasty (1815 A. D.)	*Zhenjiu Fengyuan* by Li Xue-chuan	52	309	361

Tableau 3-1　Illustration des changements dans le nombre de points d'acupuncture

Époque	Source	Nombre de points des méridiens		
		Points unilatéraux	Points bilatéraux	Total
Royaumes Combattants-Qin Han	*Huangdi Neijing*	≈25	≈135	≈160
Wei-Jin	*Zhenjiu Jiayi Jing de* Huangfu Mi	49	300	349
Tang, pendant la période de Gao Zong	*Qianjin Yifang* de Sun Simiao			
Song (1026)	*Tongren Shuxue Zhenjiu Tujing* de Wang Weiyi	51	303	354
Yuan (1341)	*Shisijing Fahui* de Hua Shou			
Ming (1601)	*Zhenjiu Dacheng* de Yang Jizhou	51	308	359
Qing (1815)	*Zhenjiu Fengyuan* de Li Xuechuan	52	309	361

Таблица3-1　Изменения в количестве точек акупунктуры

Династия	Источник	Количество точек акупунктуры		
		Единые точки	Двойные точки	Общее количество
Во время Борющихся царств -династии Цинь и Хань	Портрет Желтого Императора овнутреннем (Хуанди нэйцин)	25	135	160
Династии Вэй и Цзинь	Хуанфу Ми (214–282 г.),«Трактат о первичном и вторичном в иглоукалывании и прижигании»	49	300	349
Династия Тан (период Гаозонг)	Сунь Сымяо (581–682 гг. н. э.), «Дополнение к Тысяче золотых рецептов»	51	303	354
Династия Сун (1026 г.)	Ван Вейи, иллюстрация человеческого тела из бронзы с вырезанными стандартными меридианами,коллатералями и точками акупунктуры	51	303	354
Династия Юань (1341 г.)	Хуа Шоу (1304–1386 гг. н. э.), Сочетание четырнадцати меридианов и акупунктурных точек			
Династия Мин (1601 г.)	Ян Цзичжоу (1522–1620 гг. н. э.), трактат «Чжень цзю да чень» («Всеобъемлющий компендий иглоукалывания и прижигания»)	51	308	359
Династия Цин (1815 г.)	Ли Сюэчуань,«Чжень цзю фэнъюань»	52	309	361

Tabla 3-1　Ilustración de los cambios en el número de puntos acupunturales

Dinastía	Fuente	Numero de puntos de acupuntura		
		Puntos singulares	Puntos pares	Total
Estados beligerantes–Qin Han	*Huangdi Neijing*	≈25	≈135	≈160
Wei Jin	*Zhen Jiu Jia Yi Jing* de Huangfu Mi	49	300	349
Tang (época Gaozong)	*Qianjin Yifang* de Sun Simiao			
Song (año 1026)	*Tongren Shuxue Zhenjiu Tujing* de Wang Weiyi	51	303	354
Yuan (año 1341)	*Shisijing Fahui* de Hua Shou			
Ming (año 1601)	*Zhenjiu Dacheng* de Yang Jizhou	51	308	359
Qing (año 1815)	*Zhenjiu Fengyuan* de Li Xuechuan	52	309	361

الشكل 3-1　شكل توضيحي للتغيرات في عدد نقاط الوخز

عدد النقاط			الزمن	السنة
مجموع	نقطة مزدوجة	نقطة فردية		
≈160	≈135	≈25	الممالك المتحاربة — تشين هان	((كتاب الإمبراطور الأصفر للطب الباطني))
349	300	49	وي جين	هوانغ فو مي ((ألف —باء كلاسيكيات الوخز بالإبر والتشييح))
			أسرة تانغ (عهد العاهل قاو زونغ)	سون سي مياو ((الوصفات الذهبية))
354	303	51	أسرة سونغ (1026 م)	وانغ وي إي ((رسم توضيحي — تمثال من البرونز عليه نقاط الوخز))
			أسرة يوان (1341 م)	هوا شوه ((شي سي جينغ فا هوي))؛((التوضيح حول الوخز وكي الجلد لقنوات الأربع عشرة))
359	308	51	أسرة مينغ (1601 م)	يانغ جيتشو ((تشن جيو دا تشنغ))؛((المجموعة في الوخز بالإبر وكي الجلد))
361	309	52	أسرة تشينغ (1815 م)	لي شيويه تشوان ((تشن جيو فنغ يوان))

第三章

Chapter III

Chapitre III

Глава III

Capítulo III

الفصل الثالث

甄权(公元540—643年),河南扶沟县人,针术高明,临床取穴精练,亦谙养生,所绘的"仰人""伏人""侧人"经络腧穴图,对后世影响深远(图3-4)。

Zhen Quan (540–643 A. D.) , born in Fugou County, Henan Province, was highly qualified in acupuncture therapy. He was good at selecting fewer but more effective acupoints in clinical practice as well as health preservation and cultivation. His illustrations of meridians and acupoints in the supine, prone and lateral positions have had great impact on the later generations.

Zhen Quan (540–643 après J.-C), né à Fugou, province du Henan, était hautement qualifié en thérapie d'acupuncture. Il a sélectionné les points les plus efficaces dans chaque traitement. Il connaissait aussi bien la santé que la culture. Ses illustrations de méridiens et des points en décubitus dorsal, en décubitus latéral et latéral ont eu un impact important sur les générations suivantes.

Чжэнь Цюань (540–643 гг. н. э.) , уроженец округа Фугоу, провинция Хэнань, хорошо разбирался в иглоукалывании, владел богатым клиническим опытом в сфере иглоукалывания и сохранения здоровья. Автор иллюстрации меридианов и точек акупунктуры в положении лежа на спине, в поперечном и боковом положениях. Его учение оказало глубокое влияние на будущие поколения.

Zhen Quan (A. D. 540–643), nacido en Fugou, provincia de Henan, fue altamente calificado en terapia de acupuntura. Seleccionó menos acupuntos pero más efectivos en cada tratamiento, pero también conocía bien la salud y el cultivo. Sus ilustraciones de meridianos y puntos acupunturales en la posición supina, propensa y lateral tienen un gran impacto en las generaciones posteriores.

جن تشوان (540–643 م) ، مولود في منطقة فوقو بمقاطعة خنان ، ماهر في الوخز بالإبر ، كان جيدًا في اختيار عدد أقل من نقاط الوخز ولكنها أكثر فعالية في ممارسته السريرية ، وفي الرعاية الصحية أيضا. كان لرسومه التوضيحية للقنوات ونقاطها في المواقف المستلقية والعرضية والجانبية تأثير كبير على الأجيال اللاحقة.

第三章

Chapter III

Chapitre III

Глава III

Capítulo III

الفصل الثالث

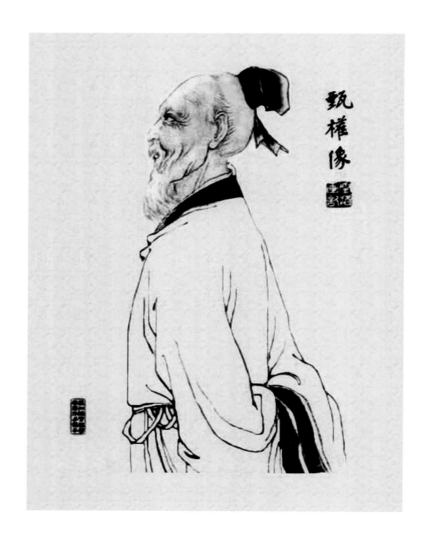

图 3-4　甄权像

Zhen Quan's portrait

Portrait de Zhen Quan

Портрет Чжэнь Цюань

Retrato de Zhen Quan

رسم للطبيب جن تشوان

孙思邈(公元 581—682 年),陕西铜川人,通晓临床各科,撰有《备急千金要方》及《千金翼方》,被誉为中国最早的一部临床医学百科全书,其中针灸学内容丰富,并绘制了第一套彩色人体经脉腧穴图(图 3-5)。

Sun Simiao (581–682 A. D.), born in Tongchuan City, Shaanxi Province, was knowledgeable about every department of clinical medicine. He wrote the *Beiji Qianjin Yaofang* (*Important Formulas Worth a Thousand Gold Pieces for Emergency*) and *Qianjin Yifang* (*Supplement to 'Important Formulas Worth a Thousand Gold Pieces'*), which is honored as the earliest encyclopedia of clinical medicine in China. This book has an extraordinarily rich content about acupuncture and moxibustion with the earliest set of colored drawings of meridians and acupoints.

Sun Simiao (581–682 après J.-C), né dans la ville Tongchuan de la province du Shaanxi, connaissait bien chaque département de la médecine clinique. Il a écrit un recueil intitulé *Ordonnances pour les urgences valant un millier d'or* (*Beiji Qianjin Yaofang*) et un *Supplément aux prescriptions essentielles valant un millier d'or* (*Qianjin Yifang*). C'est la première encyclopédie de la médecine clinique en Chine. Ce livre a un contenu très riche et extraordinaire sur l'acupuncture avec le premier ensemble de dessins colorés des méridiens et points d'acupuncture.

Сунь Сымяо (581–682 гг. Н. э.) , уроженец округа Тунчуане провинции Шэньси, хорошо разбирался в различных клинических разделах, написал книгу «Тысяча золотых рецептов для скорой помощи» и «Дополнение к Тысяче золотых рецептов», известную в Китае как первая энциклопедия клинической медицины. В ней описаны уникальные рецепты по иглоукалыванию и прижиганию, и содержит первые цветные иллюстрации меридианов и точек человеческого тела.

Sun Simiao (A. D. 581–682), nacido en la ciudad Tongchuan de la provincia de Shaanxi, era conocedor de todos los departamentos de medicina clínica. Escribió el *Beiji Qianjin Yaofang* (*Prescripciones Dignas de Mil Oro para Emergencias*) y *Qianjin Yifang* (*Un Suplemento a las Prescripciones Esenciales por Valor de Mil Oro*) que se honra a ser la primera enciclopedia de la medicina clínica en China. Este libro tiene un contenido rico extraordinario sobre la acupuntura con el primer conjunto de dibujos coloreados de meridianos y puntos acupunturales.

سون سي مياو(581–682 م) ، عاش في مدينة تونغ تشوان بمقاطعة شان سي ، وكان واسع الاطلاع كل أقسام الكب السريري ، وهو مؤلف لكتاب ((الوصفات الذهبية)) و((ملحق الوصفات الذهبية))، اعتبر كتابه أقدم مرجع شامل للطب حيث المحتوى الوافر حول علم الوخز بالإبر. بالإضافة إلى ذلك، يتم رسم مجموعة من الرسومات الملونة لخطوط الطول ونقاط الوخز بالإبر.

第三章

Chapter III

Chapitre III

Глава III

Capítulo III

الفصل الثالث

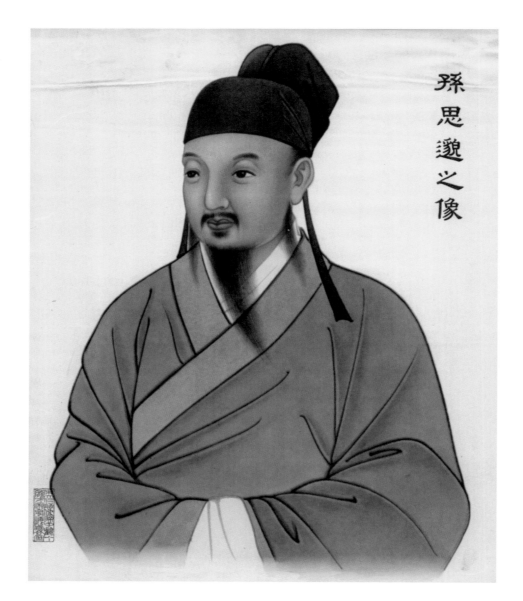

图 3-5 孙思邈像（宋大仁绘于 1955 年）

Sun Simiao's portrait (painted by Song Daren in 1955)

Portrait de Sun Simiao (dessiné par Song Daren en 1955)

Портрет Сунь Сымяо (Нарисовал Сонг Дажен в 1955 году.)

Retrato de Sun Simiao (pintado en 1955)

رسم للطبيب سون سي مياو (رسمها سونغ دارين في عام 1955)

第三章

Chapter III

Chapitre III

Глава III

Capítulo III

الفصل الثالث

针灸铜人是指身上刻有经脉、穴位的人体铜像，是古代常用的针灸模型。中国历史上官方铸造的第一具针灸铜人是宋天圣铜人，铸造于天圣五年（1027 年），铜人外刻经络腧穴，内置脏腑，以作针灸教学、医疗和考核之用，对中医针灸的教育、传承和发展起到了重要作用（图 3-6）。

The bronze acupuncture statue, with carved meridians and acupoints on its surface, is a commonly used model for acupuncture and moxibustion in ancient China. The earliest government-made acupuncture statue in the Chinese history was the Tiansheng Bronze Statue made in the 5th year of Tiansheng Age (1027 A. D.) of Song Dynasty. This bronze statue, engraved with meridians and acupoints outside and zang-fu organs inside, and used in teaching, practice and examination of acupuncture and moxibustion, has had far reaching influence on promoting education, inheritance and development of acupuncture and moxibustion.

La statue en bronze d'acupuncture est un modèle de corps en bronze avec des méridiens, des canaux et des points coupés à sa surface. Il s'agit du premier modèle d'acupuncture réalisé au cours de la cinquième année de la période Tiansheng (1027 apr. J.-C.), la dynastie des Song du Nord. Cette statue en bronze a été utilisée pour enseigner les méthodes de traitement et d'étude de l'acupuncture et de la moxibustion, ce qui a eu un grand impact sur l'éducation, l'héritage et le développement de l'acupuncture et de la moxibustion.

Акупунктурная бронзовая статуя, модель человеческого тела из бронзы с вырезанными стандартными меридианами, коллатералями и точками на ее поверхности. Как самая ранняя статуя, акупунктурная бронзовая статуя Тяньшэн была отлита в Династии Северной Сун, в пять лет Тяньшэн (1027 н. э.). Эта бронзовая статуя, с выгравированными меридианами и точками снаружи и с органами внутри, использовалась для обучения, лечения и изучения иглоукалывания и прижигания. Такая статуя играла важную роль в образовании, преемственности и развитии иглоукалывания и прижигания.

La estatua de la acupuntura de bronce es un modelo de acupuntura con meridianos tallados y los puntos acupunturales en su superficie. La estatua de bronce de Tiansheng de la Dinastía Song del norte fue elegida en el 5° año de Tiansheng Edad (A. D. 1027) como la primera estatua de acupuntura de la historia china. Esta estatua de bronce, grabada con meridianos y acupuntos fuera y Zang-Fu en su interior, se utilizó para la enseñanza, el tratamiento médico y el examen de la acupuntura y la moxibustión, que tiene un impacto de gran alcance en la educación, la herencia y el desarrollo de acupuntura y la moxibustión.

تمثال من البرونز للجسم البشري عليه القنوات ونقاطها ، وهو نموذج الوخز بالإبر شائع الاستخدام في العصور القديمة. كان أقدم تمثال للوخز بالإبر صنعته الحكومة في التاريخ الصيني هو تمثال تيان شنغ البرونزي الذي تم صنعه في العام الخامس من عصر تيان شنغ (1027 م) من عهد أسرة سونغ ، منقوش بالقنوات ونقاطها في سطحه وأعضاء زانغ-فو الموضوعة في داخله. ويستخدم في تدريس وممارسة وفحص الوخز بالإبر والكي ، كان له تأثير بعيد المدى على تعزيز التعليم والوراثة وتطوير الوخز بالإبر والتشييح.

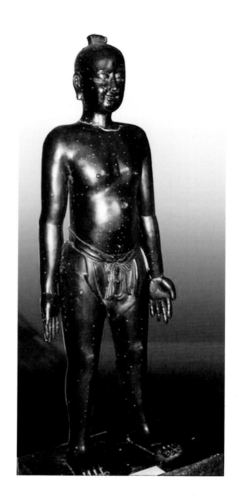

图 3-6　明正统仿宋铜人

Bronze Statue of Zhengtong Age of the Ming Dynasty

Statue en bronze 《Zhengtong》de la dynastie Ming

Бронзовая статуя династии Мин 《Чжэн Тонг》

Estatua de Bronce de Zhengtong de la Dinastía Ming

تمثال جانغ تونغ البرونزي لسلالة مينغ

俄罗斯圣·彼得堡艾尔米塔什博物馆藏

Kept in the State Hermitage Museum, St. Petersburg, Russia

Conservée dans le musée de l'Ermitage de Saint-Pétersbourg

Сохранится в Эрмитаже, Санкт-Петербург, Россия

Reservado en St. Petersburg State Hermitage Museum de Rusia

متحف سانت بطرسبرغ الوطني في روسيا

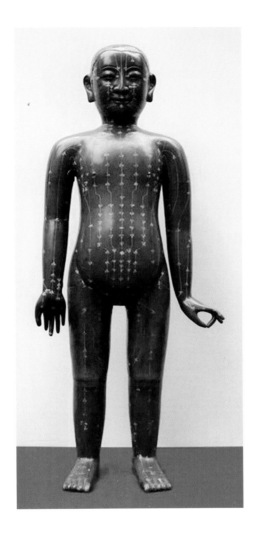

第Ⅲ章

Chapter Ⅲ

Chapitre Ⅲ

Глава Ⅲ

Capítulo Ⅲ

الفصل الثالث

明嘉靖针灸铜人表面有经络腧穴、记载穴名 358 个，并有脊椎棘突、枕外粗隆等解剖学标志（图 3-7）。

On its surface there are meridians and acupoints, 358 of which are accompanied by names. The statue has spine process, external occipital tuberosity and other anatomical signs.

En surface, il existe des méridiens et des points d'acupuncture, avec 358 noms de point d'acupuncture enregistrés, et des signes anatomiques tels que les processus épineux de la colonne vertébrale et la tubérosité extra trochantérienne.

На её поверхности наблюдаются отверстия акупунктурных точек и 358 названий акупунктурных точек. Были и анатомические признаки, такие как остистые отростки позвонков и затылочный бугор.

En la superficie tiene puntos acupunturales y meridianos-colaterales, con 358 nombres de puntos registrados, y hay signos anatómicos como procesos espinosos de la columna vertebral y tuberosidad extratrocantérea.

图 3-7　明嘉靖针灸铜人

Bronze Statue of Jiajing Age of the Ming Dynasty

Statue en bronze《Jiajing》de la dynastie Ming

Бронзовый человек в годы Цзяцзинь династии Мин

Estatua de Bronce de Jiajing de la Dinastía Ming

تمثال من البرونز للجسم انسان عليه نقاط الوخز ، تم صبّه في عصر جيا جينغ خلال عهد أسرة مينغ

يوجد على سطحه القنوات ونقاطها ، 358 منها مصحوبة بأسماء ، وكذلك نتوء في العمود الفقري ، وحدبة قذالية خارجية وعلامات تشريحية أخرى.

第III章

Chapter III

Chapitre III

Глава III

Capítulo III

الفصل الثالث

清光绪针灸铜人身材高大健壮，两臂自然下垂，全身共标有 357 个白色穴位（图 3-8）。

This statue, tall and strong, with its arms hanging down naturally, has 357 white marks of acupoints with names.

La statue est de grande taille et robuste, les deux bras tombant naturellement, 357 points blancs sont marqués sur tout le corps.

У бронзового человека высокая и крепкая фигура, с естественно вислыми руками и 357 белыми точками иглоукалывания.

La figura es alta y robusta, con sus brazos caídos naturalmente, y 357 puntos blancos están marcados en todo el cuerpo.

طويل القامة وقوي، كلا الذراعين تترهل بشكل طبيعي ، و 357 نقطة بيضاء في كامل الجسم .

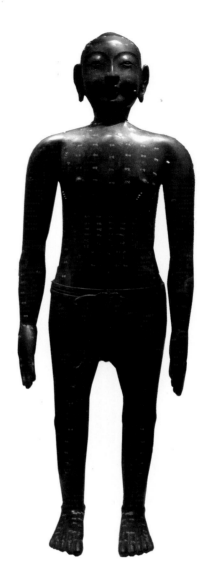

图 3-8　清光绪针灸铜人

Bronze Statue of Guangxu Age of the Qing Dynasty

Statue en bronze 《Guangxu》de la dynastie Qing

Бронзовый человек в годы Гуан Сюй династии Цин

Estatua de Bronce de GuangXu de la Dinastía Qing

تمثال رجل برونزي للوخز بالإبر في فترة قوانغ شيوى لأسرة تشينغ

针灸铜人不仅仅具有医学的实用价值，在某种程度上，针灸铜人已成为中医针灸的文化象征和活态载体，对增强世界范围内中医针灸的凝聚性和认同感，对中医针灸的发展和传播具有重要意义（图3-9）。

Bronze statue of acupuncture and moxibustion not only has practical value to medicine but has, to some extent, become a symbol of culture and a living carrier for acupuncture and moxibustion of TCM. It is of great significance to the development and dissemination of acupuncture and moxibustion of TCM, enhancing unification and identity within the profession across the globe.

La statue en bronze a non seulement une valeur pratique médicale, dans une certaine mesure, elle est devenu un symbole culturel et un porteur vivant de l'acupuncture. Elle a une signification importante d'améliorer la cohésion et l'identité de l'acupuncture de MTC dans le monde, et ainsi du développement et de la diffusion de l'acupuncture.

Модели бронзового человека для иглоукалывания не только имеют практическую ценность для медицины, но и, в определенной степени, стали культурным символом и ярким носителем акупунктуры и прижигания традиционной китайской медицины. Это имеет важное значение не только для укрепления сплоченности и идентичности иглоукалывания в Китае, но и для дальнейшего развития и распространения акупунктуры и прижигания традиционной китайской медицины во всём мире.

La estatua de bronce de acupuntura no solo tiene valor médico práctico, hasta cierto punto, la estatua de bronce de acupuntura se ha convertido en un símbolo cultural y un portador vivo de la acupuntura y MTC. La estatua tiene gran importancia mejorar de la cohesión e identidad de la acupuntura y la medicina tradicioanl china en todo el mundo, y también para el desarrollo y la difusión de la acupuntura y la MTC.

التمثال البرونزي للوخز بالإبر ليس له قيمة عملية للطب فحسب ، بل أصبح ، إلى حد ما ، رمزًا للثقافة وحاملاً حيًّا للوخز بالإبر والتشحيح الطب الصيني التقليدي. إنه ذو أهمية كبيرة لتطوير ونشر الوخز بالإبر والتشييح في الطب الصيني التقليدي ، مما يعزز التوحيد والهوية المهنة هذه في جميع أنحاء العالم.

第三章

Chapter III

Chapitre III

Глава III

Capítulo III

الفصل الثالث

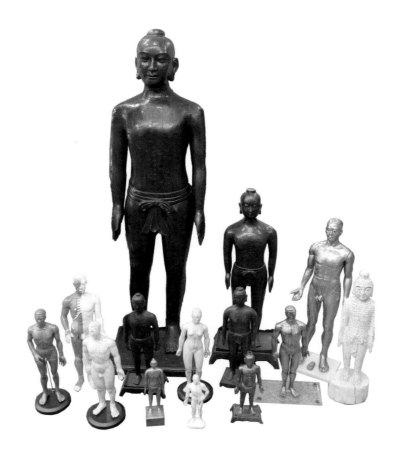

图 3-9　现代丰富多彩的针灸铜人模型

Various bronze statues and models of acupuncture and moxibustion in the contemporary age

Variations modernes de la statue en bronze

Разнообразные Модели бронзового человека в наше время

Modelo de estatua de bronce de acupuntura colorido moderno

تمثال رجل برونزي ملون حديث للوخز بالإبر

第III章

Chapter III

Chapitre III

Глава III

Capítulo III

الفصل الثالث

近现代以来，人们往往采用肌肉、肌腱、骨骼等解剖学标志对腧穴进行精确定位，绘制人体经穴挂图，形象、直观地展现腧穴名称、定位，成为现代针灸教学的重要教具（图3-10）。

Nowadays muscles, tendons, bones and other anatomical marks tend to be used for precise positioning of acupoints. Flipcharts of meridians and acupoints, which visually present the name and location of each acupoint, are important teaching aids for acupuncture and moxibustion in contemporary times.

De nos jours, les muscles, les tendons, les os et autres repères anatomiques sont utilisés pour un positionnement précis des points d'acupuncture, reproduit sur des gravures destinées à la pédagogie.

С древних времен люди часто используют мышцы, сухожилия, кости и другие анатомические ориентиры, чтобы точно определять местоположение точек акупунктуры, рисовать схемы точек меридианов, а также визуально и интуитивно отображать название местоположения точек акупунктуры. Модель бронзовых статуй уже стала важным учебным пособием в современном обучении иглоукалыванию.

Hoy en día los músculos, tendones, huesos y otros puntos de referencia anatómicos se tienden a utilizar para el posicionamiento preciso de los puntos acupunturales. Rotafolio de meridiano-acupunto podría presentar visualmente el nombre y la ubicación de los puntos acupunturales, convirtiéndose en un importante aparato moderno de enseñanza de acupuntura.

منذ العصر الحديث ، استخدام الناس بناية على العضلات والأوتار والعظام والعلامات التشريحية الأخرى لتحديد مواقع نقاط الوخز بالإبر بدقة. أصبحت اللوحات الورقية التي تعرض اسم ومكان كل نقطة الوخز بوضوح وسائل تعليمية مهمة للوخز بالإبر والتشييح في الأزمنة المعاصرة.

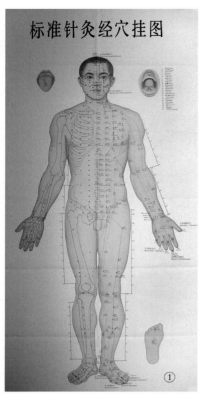 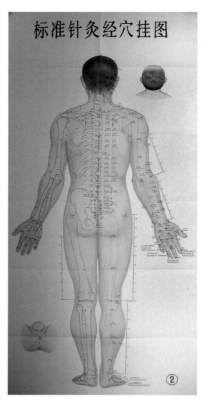 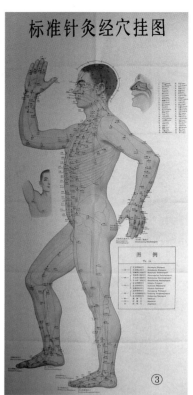

图 3-10　标准针灸经穴挂图

Standard meridian-acupoint flipchart of acupuncture

Gravure standard des méridiens et des points d'acupuncture

Стандартная схема меридианов и точики акупунктуры

Estándar meridiano-acupunto rotafolio de acupuntura

صورة نقاط الوخز التي تُستخدم في الطب الصيني التقليدي اليوم

中国中医科学院针灸研究所根据中国国家标准《经穴部位》绘制（1990 年）

Drawn by the Institute of Acupuncture and Moxibustion, CACMS, according to China's National Standard Location of Points (1990)

Dessiné en 1990 par l'Institut d'Acupuncture et de Moxibustion, CACMS, selon les normes nationales d'emplacement des points d'acupuncture.

Была создана Институтом акупунктуры и прижигания Китайской Академии наук традиционной китайской медицины в соответствием с национальным стандартном《Расположении акупунктурных точек》в 1990 году

Hecho por el Instituto de investigacón de Acupuntura y Moxibustión, Academia China de Ciencias Médicas Chinas basado en la Ubicaci Estándar de GB de Puntos de Acupuntura en 1990

رسمها معهد الوخز بالإبر والتشييح التابع لـCACMS   وفقًا لموقع الصين القياسي الوطني للنقاط (1990م).

第三章

Chapter III

Chapitre III

Глава III

Capítulo III

الفصل الثالث

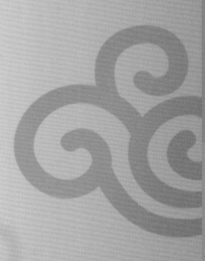

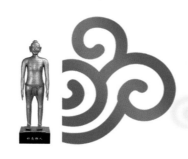

第四章　中医针灸的诊疗技术

Chapter IV　Diagnostic and Treating Methods of Acupuncture and Moxibustion of TCM

Chapitre IV　Technique de Diagnostic de l'Acupuncture de MTC

Глава IV　Технологии диагностики и лечения акупунктуры и прижигания традиционной китайской медицины

Capítulo IV　Técnica de diagnóstico y tratamiento de Acupuntura y Moxibustión de la MTC

الفصل الرابع　التشخيص وطرق العلاج للوخز بالإبر والتشييح

第四章

Chapter IV

Chapitre IV

Глава IV

Capítulo IV

الفصل الرابع

中医通过"望、闻、问、切"四诊合参的方法，收集分析患者信息，根据辨证的结果，确定治疗方案。临床治疗上还常用经络腧穴诊察法，应用针刺、艾灸、拔罐、刮痧、刺络放血等方法治疗疾病与养生保健。

In TCM, four diagnostic methods, namely Wang (inspection), Wen (auscultation and olfaction), Wen (inquiring) and Qie (palpation and pulse taking), are used jointly to collect and analyze information from a patient, and to determine treatment plan according to the results of syndrome differentiation. In clinical practice, meridian-acupoint inspection is also used for diagnosis, and needling, moxibustion, cupping, Guasha, and bloodletting are among the methods to treat diseases and to preserve health.

Dans la médecine traditionnelle chinoise, le diagnostic est effectué selon quatre méthodes: 《observer (wàng 望), sentir (wén 闻), interroger (wèn 问) et palper (qiè 切)》. Grâce à ces méthodes, des informations sur le patient sont collectées et analysées, un diagnostic est établi et un programme de traitement est déterminé. En clinique, après l'examen du point et du méridien, la thérapeutique comprend une manipulation de l'aiguille, la moxibustion, les ventouses, les massages…pour un acte de soin ou de prévention.

Традиционная китайская медицина собирает и анализирует информацию о пациенте с помощью комбинированного диагностического метода《осмотр, обоняние, опрос, пальпация》и определяет план лечения на основе результатов дифференциации синдрома. В клиническом лечении для сохранения здоровья широко используются следующие методы традиционной китайской медицины: акупунктура, прижигание, постановка банки, скобление, кровопускание и другие.

En la MTC, con cuatro métodos de diagnóstico, a saber, Wang (inspección), Wen (auscultación y olfacción), Wen (inquirar) y Qie (palpación y) para recopilar y analizar la información del paciente, se podrían diagnosticar síndromes y se podría hacer un plan de treamamiento. En el tratamiento clínico, inspección de meridiano-acupunto, punción, moxibustión, ahuecamiento, guasha, método de sangría y así sucesivamente también se aplican para tratar la enfermedad y seguir cultivando la salud.

في الطب الصيني التقليدي ، هناك أربع طرق تشخيصية هي وانغ (النظرة والملاحظة) ، ون (السمع والشم) ، ون (السؤال) ، وتشخيص (جس النبض ومراقبة الخفقان)   تستخدم معا لجمع وتحليل المعلومات من المريض ، ثم تحديد خطة العلاج وفقًا لنتائج تمايز المتلازمة. يمكن تشخيص المتلازمات ويمكن وضع خطة علاجية بالملاحظة القنوات والنقاط في الممارسة الإكلينيكية. كما أن الوخز بالإبر والكي والحجامة والقواشا ، ونزيف ، وهي تستخدم أيضاً لعلاج الأمراض والحفاظ على الصحة.

中医学认为人体是一个有机的整体，观察患者形体、面色、舌苔等，可了解身体内部的一些情况，称为望诊。

TCM holds that human body is an organic whole, so internal conditions of a patient could be acquired by observing physical shape, complexion, tongue coating and so on. This diagnostic method is called inspection.

La médecine chinoise estime que le corps humain est un ensemble organique cohérant et interconnecté, de sorte que certaines l'étude des fonctions de l'intérieur du corps humain peuvent être obtenues en observant l'état général du patient, son teint, sa langue, sa voix etc.

Китайская медицина придерживается мнения о том, что человеческое тело–это единое целое, поэтому информация о состоянии организма может быть получена наблюдением за общим состоянием, цветом лица и языка и т. д.

La MTC tiene la opinión de que el cuerpo humano es un todo orgánico, por lo que cierta información dentro del cuerpo humano podría ser adquirida observando la condición general de los pacientes, color facial, saburra de la lengua y así sucesivamente, que se llama diagnóstico de inspección.

يؤمن الطب الصيني التقليدي أن جسم الإنسان هو كيان عضوي كامل ، ومن الممكن ملاحظة بعض الحالات داخل الجسم ، والتي تُعرف بالملاحظة شكل المريض ، لون الوجه، طلاء اللسان ، إلخ .

第四章

Chapter IV

Chapitre IV

Глава IV

Capítulo IV

الفصل الرابع

舌诊是通过观察舌苔、舌质以了解机体生理功能和病理变化的诊察方法（图4-1）。

Tongue inspection is a diagnostic method to know about the body's physiological functions and pathological changes by observing the coating and nature of tongue.

C'est une méthode diagnostique permettant de comprendre les fonctions physiologiques et les modifications pathologiques de l'organisme en observant la couleur, la forme et les marques sur le corps de la langue ainsi que la couleur, la forme et la localisation de l'enduit lingual.

Диагностика языка—это метод, позволяющий понять физиологические и патологические изменения в организме с помощью наблюдения за качеством налета и тела языка.

La inspección de la lengua es un método de diagnóstico para comprender las funciones fisiológicas del cuerpo y los cambios patológicos observando el recubrimiento y la naturaleza de la lengua.

تشخيص اللسان هو وسيلة لفحص الوظائف الفسيولوجية والتغيرات المرضية للجسم من خلال مراقبة طلاء اللسان و نوعية اللسان.

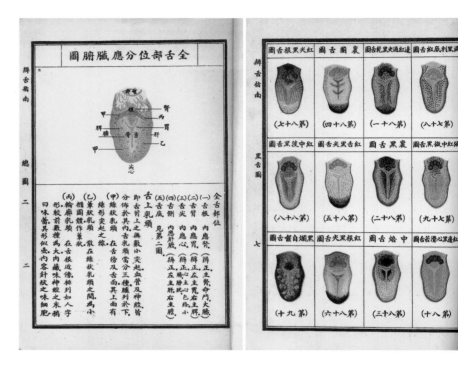

图 4-1　舌诊图

Illustration of tongue inspection

L'inspection de la langue

Иллюстрация диагностики языка

Ilustración de la inspección lingual

صورة تشخيص اللسان

第四章

Chapter IV

Chapitre IV

Глава IV

Capítulo IV

الفصل الرابع

望诊是中医诊病的重要方法，通过观察面部色泽、形态等的变化可以诊察相应脏腑的功能状态（图4-2）。

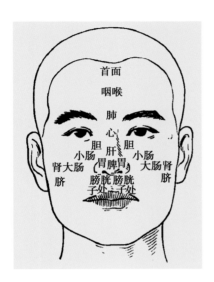

图 4-2　面部望诊分属脏腑图

Illustration of facial inspection reflecting the condition of zang-fu organs

Illustration de l'inspection faciale

Иллюстрация диагностики лица, показывающего состояние внутренних органов

Ilustración de la inspección facial reflejando la condición de Zang-Fu

رسم توضيحي لفحص الوجه يبين حالة الباطنية

Facial inspection is an important diagnostic method of TCM to know about the condition of internal organs by observing the color, shape and other facial changes.

L'étude du visage est une méthode diagnostique importante de la médecine chinoise pour vérifier l'état des organes internes en observant la couleur, la forme et les autres changements du visage.

Диагностика лица является важным методом традиционной китайской медицины. Наблюдая за изменениями цвета и формы лица, вы можете проверить состояние соответствующих органов.

La inspección facial es un método de diagnóstico importante de la MTC para inspeccionar la condición de los órganos internos observando el color, la forma y otros cambios faciales.

تعتبر تعتبر ملاحظة الوجه طريقة مهمة لتشخيص في الطب الصيني ، فمن خلال ملاحظة التغير ات في لون الوجه وشكله ،يمكن التحقق من الحالة الوظيفية للأعضاء المقابلة.

第四章

Chapter IV

Chapitre IV

Глава IV

Capítulo IV

الفصل الرابع

通过触按人体不同部位的脉搏,体察脉象变化,以了解人体疾病状态的切诊方法,称为脉诊,目前常用的是寸口脉法(图 4-3)。

Pulse-taking is a diagnostic method by feeling pulse in different parts of human body and observing their minor changes. Now pulse-taking at Cunkou (radial artery) is most commonly used.

En palpant le pouls dans différentes parties du corps, en surveillant ses change-ments, vous pouvez compléter un diagnostic. Généralement, le pouls de l'artère radiale au poignet est utilisé pour les diagnostics.

С помощью Пальпации пульса в различных частях тела, вы можете проверить состояние человеческого тела. Это именно пульсовая диагностика. В настоящее время обычно используют метод диагностики Цунькоу.

Al sentir pulsos en diferentes partes del cuerpo humano y observar sus cambios menores, el diagnóstico de tomar el pulso es uno de los métodos de palpitación diagnóstica. Ahora el método de tomar el pulso de Cunkou (arteria radial) es el que se usa con más frecuencia.

أخذ النبض هو طريقة تشخيصية من خلال الشعور بالنبض في أجزاء مختلفة من جسم الإنسان ومراقبة التغييرات الطفيفة. الآن يتم استخدام

أخذ النبض في تسون كوه (الشريان الكعبري) بشكل شائع.

第四章

Chapter IV

Chapitre IV

Глава IV

Capítulo IV

الفصل الرابع

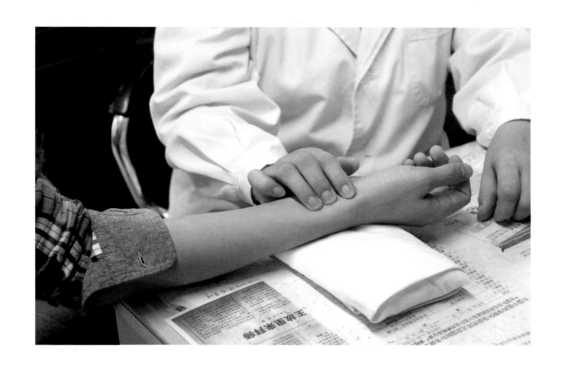

图 4-3 　脉诊

Pulse-taking

Examen du pouls

Пальпация Пульса

Diagnóstico de pulso

تشخيص النبض

第四章

Chapter IV

Chapitre IV

Глава IV

Capítulo IV

الفصل الرابع

敦煌卷子"灸疗图",是唐代人写绘的灸法图解专书,文图对照,简明通俗,便于临床取穴。该图于 1900 年发现于甘肃敦煌莫高窟千佛洞中,现藏于英国国家图书馆(图 4-4)。

An illustrated monograph on moxibustion was written and drawn in the Tang Dynasty. Concise texts correspond with illustrations, making it easy for comprehension as well as acupoint selection in clinical practice. These manuscripts, discovered in 1900 in the Mogao Caves of Dunhuang County, Gansu Province of China, are now kept in the British National Library.

L'illustration et la description de la méthode de cautérisation sont tirées du livre médical de Dunhuang écrit pendant la dynastie des Tang. Les images et les commentaires qui les accompagnent sont faciles à comprendre et applicables aux activités cliniques pratiques. Ils ont été trouvés en 1900 dans les grottes de Mogao (Mille Bouddhas), dans la région de Dunhuang, dans la province de Gansu, stockés dans la British National Library.

Иллюстрация 《Прижигание》в медицинских текстах Дуньхуана–это графическая книга о методе прижигания, написанная в династии Тан. Она была обнаружена в пещерах Тысяча Будд в Гротах Могао в Дуньхуане, Ганьсу, в 1900 году. Сейчас она сохранится в Британской Национальной Библиотеке.

La ilustración de la moxibustión en los textos médicos de Dunhuang fue una monografía ilustrada sobre la moxibustión escrita y dibujada en la Dinastía Tang. Con imágenes y literaturas correspondientes, es fácil de entender y práctico para las operaciones clínicas. En 1900, estos manuscritos médicos incompletos fueron descubiertos en las cuevas Mogao del Condado de Dunhuang, provincia de Gansu, China, y ahora se conservan en la Biblioteca Británica.

يعد كتاب " كتاباً مصوراً لطريقة الكى الذي كتبه في أسرة تانغ ، وتتوافق النصوص الموجزة مع الرسوم التوضيحية ، مما يسهل الفهم وكذلك اختيار نقطة الوخز وتحديد مكان في الممارسة السريرية. هذه المخطوطات المكتشفة عام 1900 في كهوف موغاو في مقاطعة دوغوانغ بمقاطعة قانسو الصينية، محفوظة الآن في المكتبة الوطنية البريطانية.

第四章

Chapter IV

Chapitre IV

Глава IV

Capítulo IV

الفصل الرابع

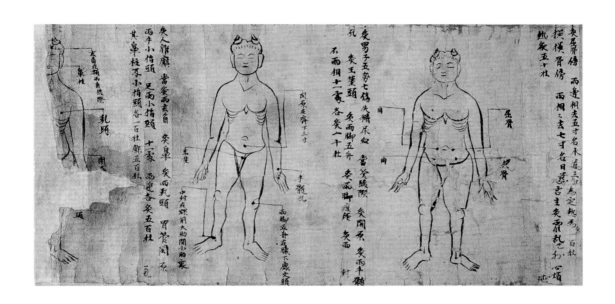

图 4-4 敦煌卷子"灸疗图"

Illustration of moxibustion in Dunhuang's medical texts

Illustration de la moxibustion dans les textes médicaux de Dunhuang

Иллюстрация《Прижигание》в медицинских текстах Дуньхуана

Ilustración de la moxibustión en los textos médicos de Dunhuang

رسم توضيحي عن الكى في النصوص الطبية في دونهوانغ

第四章

Chapter IV

Chapitre IV

Глава IV

Capítulo IV

الفصل الرابع

村医灸背图,描绘了一位村医正在为背痛患者施行烧灼灸法,旁边的小童在准备膏药以供灸后贴敷。该图由南宋著名画家李唐(公元 1049—1130 年)所画,藏于中国台北"故宫博物院"(图 4-5)。

This drawing depicts a village acupuncturist performing scorching moxibustion on the back of a patient with carbuncle, while a child nearby is preparing medical paste to be used after moxibustion. This picture drawn by Li Tang (1049–1130 A. D.), a famous painter of the Southern Song Dynasty, is now kept in Taipei Palace Museum, China.

Cette gravure montre un médecin de village faisant de la moxibustion sur le dos d'un patient. Un enfant à proximité prépare un onguent médical pour être utilisé après la cautérisation. Cette peinture a été réalisée par LI Tang (1049–1130 apr. J.-C.) , un artiste bien connu de la dynastie des Song du Sud, conservée au musée du palais de Taipei, Chine.

Сельский врач делает прижигание пациенту с карбункулом на спине, рядом стоит мальчик с медицинской пастой для локального применения после прижигания. Эта картина была нарисована известным художником династии Южной Сун Ли Таном (1049–1130 гг. н. э.), и теперь она сохранится в Музее Гугун в городе Тайбэй, Китай.

Este dibujo describió que un acupunturista de la aldea estaba realizando una moxibustión abrasadora para un paciente con carbunco en la espalda, mientras que un niño cercano estaba preparando una pasta médica para la aplicación local después de la moxibustión. Esta imagen fue dibujada por Li Tang (A. D. 1049–1130), un famoso pintor de la Dinastía Song del Sur y ahora se conserva en el Museo del Palacio de Taipei, China.

يصور هذا الرسم اختصاصي الوخز بالإبر في القرية وهو يقوم بعمل الكى الحارق على ظهر مريض مصاب بالدمامل ، بينما يقوم طفل في الجوار بإعداد عجينة طبية لاستخدامها بعد الكى. هذه الصورة التي رسمها لي تانغ (1049–1130 م) ، الرسام الشهير لأسرة سونغ الجنوبية ، محفوظة الآن في متحف القصر في تايوان ، الصين.

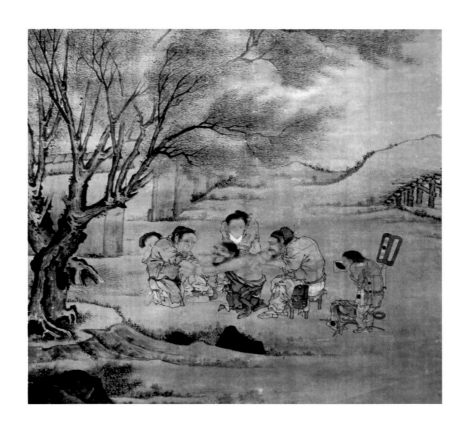

图 4-5　村医灸背图

Picture of a village acupuncturist performing back-moxibustion

Illustration de l'usage de l'acupuncture et de la moxibustion

Иллюстрация 《Сельский врач делает прижигание пациенту с карбункулом》

Ilustración de un acupunturista de la aldea que realiza espalda-moxibustión

رسم يعرض قام طبيب القرية بكي على ظهر المريض

第四章

Chapter IV

Chapitre IV

Глава IV

Capítulo IV

الفصل الرابع

杨继洲（公元 1522—1620 年），浙江衢州人，医术精湛，以三针治愈山西巡抚御史赵文炳痿痹之病而名扬朝野，著有《针灸大成》（图 4-6）。

Yang Jizhou (1522–1620 A. D.), born in Quzhou City of Zhejiang Province, a doctor with proficient medical skills, earned great reputation for curing flaccid paralysis of Zhao Wenbing (the governor of Shanxi Province) by needling at three acupoints. His masterpiece was *Zhenjiu Dacheng* (*Great Compendium on Acupuncture and moxibustion*).

Yang Jizhou (1522–1620), originaire de la ville Quzhou, province du Zhejiang, possédait des compétences médicales uniques. Il a acquis une grande réputation en réussissant à guérir le censeur impérial du Shanxi Zhao Wenbing en piquant trois points d'acupuncture. Il est l'auteur du très célèbre *Zhenjiu Dacheng* (*Grande collection d'acupuncture et de moxibustion*).

Ян Цзичжоу (1522–1620 гг. н. э.), родившийся в уезде Цюйчжоу провинции Чжэцзян, обладал превосходными медицинскими навыками, известен тем, что лечил цензора провинции Шаньси Чжао Вэньбина методом трех игл. Он является автором трактата «Всеобъемлющий компендий иглоукалывания и прижигания».

Yang Jizhou (A. D. 1522–1620), nacido en la ciudad Quzhou de la provincia de Zhejiang, poseía una exquisita habilidad médica. Obtuvo gran reputación por curar con éxito la flaccidez artralgia de Zhao Wenbing (el censor del circuito imperial de Shanxi) por punción en tres agujas. Además, escribió *Zhenjiu Dacheng (Gran Compendio sobre Acupuntura y Moxibustión)*.

يانغ جيتشو (1522–1620 م) ، وهو مواطن من منطقة تشوسيان بمقاطعة تشجيانغ ، يتمتع بمهارات طبية ممتازة ، وقد اكتسب سمعة طبية في علاج الشلل المفصلي الرخو للمفتش تشاو وين بينغ (مفتش الدائرة الإمبراطورية الحاكم لمقاطعة شانشي) عن طريق الوخز بالإبر في ثلاث نقاط الوخز، وكان معروفًا باسم ((تشن جيو دا تشنغ))؛((المجموعة في الوخز بالإبر وكي الجلد)).

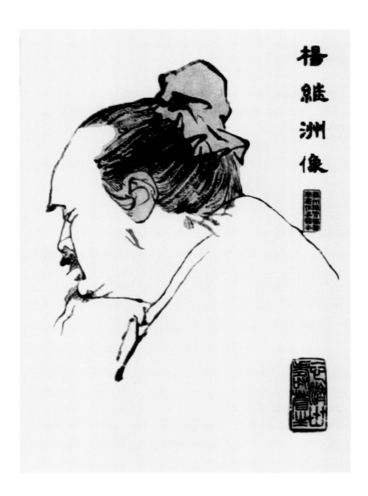

图 4-6　杨继洲像

Yang Jizhou's portrait

Portrait de Yang Jizhou

Портрет Ян Цзичжоу

Retrato de Yang Jizhou

رسم للطبيب يانغ جيتشو

第四章

Chapter IV

Chapitre IV

Глава IV

Capítulo IV

الفصل الرابع

《针灸大成》吸取了明以前针灸学说的精华部分，搜集了当时民间流行的治疗方法，是一部翻印次数最多、流传最广的针灸专著，对后世针灸学产生了极其深远的影响（图4-7）。

The book *Zhenjiu Dacheng* not only imbibed essentials of acupuncture and moxibution before the Ming Dynasty (1368–1644 A. D.) but collected many therapeutic methods popular among the local people at that time. It is a monograph on acupuncture and moxibustion most reprinted and widely circulated in China, which significantly influences the advancement of acupuncture and moxibution in later times.

Le *Zhenjiu Dacheng* a recueilli l'essence de la théorie de l'acupuncture d'avant la dynastie Ming et a rassemblé les méthodes de traitement populaires de cette époque. C'est la monographie d'acupuncture la plus populaire ayant connu le plus grand nombre de réimpressions avec un impact considérable sur la pratique de l'acupuncture et de la moxibustion.

Включая в себя популярные методы лечения своего времени, 《Всеобъемлющий компендий иглоукалывания и прижигания》обобщила опыт в области иглотерапии и прижигания до династии Мин. Это самая растиражированная и известная монография по иглоукалыванию, которая оказывает глубокое влияние на науку акупунктуры последующих поколений.

El libro *Zhenjiu Dacheng* no sólo es esencial de la acupuntura y moxibustión antes de la Dinastía Ming, sino que también recogió muchos métodos terapéuticos populares en la gente en ese momento. Es una monografía de acupuntura y moxibustión que se extendió más ampliamente con la mayoría de los tiempos reimpresos en China, jugando un impacto de gran alcance en la acupuntura y la moxibustión de las generaciones posteriores.

لم استوعب كتاب((تشن جيو دا تشنغ)) جوهر أساسيات الوخز بالإبر والكي قبل عهد أسرة مينج (1368—1644 م) فحسب ، بل جمع العديد من الأساليب العلاجية الشائعة بين الناس المحليين في ذلك الوقت. إنما دراسة عن الوخز بالإبر والكي تمت إعادة طباعتها وانتشارها على نطاق واسع في الصين ، مما أثر بشكل كبير على تقدم الوخز بالإبر والكي في أوقات لاحقة.

第四章

Chapter IV

Chapitre IV

Глава IV

Capítulo IV

الفصل الرابع

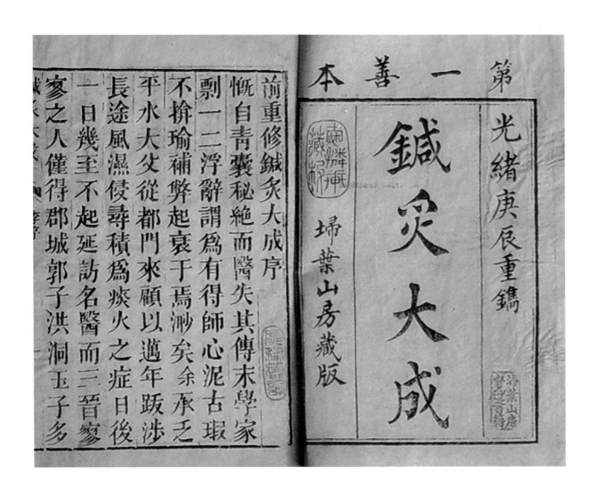

图 4-7 《针灸大成》

Zhenjiu Dacheng (*Great Compendium on Acupuncture and Moxibustion*)

Zhenjiu Dacheng (*Grande Collection d'Acupuncture et de Moxibustion*)

《Всеобъемлющий компендий иглоукалывания и прижигания》

Zhenjiu Dacheng (*Gran Compendio sobre Acupuntura y Moxibustión*)

((تشن جيو دا تشنغ))؛((المجموعة في الوخز بالإبر وكي الجلد))

第四章

Chapter IV

Chapitre IV

Глава IV

Capítulo IV

الفصل الرابع

毫针刺法是用毫针刺入人体穴位的针刺方法，除了进针、行针、出针等基本手法外，还有补泻、催气、行气、透穴以及针对不同的疾病而设立的专门针刺方法等（图 4-8）。

A needling method is to insert filiform needles into acupoints. In addition to basic techniques like insertion, stimulation and withdrawal of needles, there are manipulations for reinforcing-reducing, producing qi, moving qi, and penetrating acupoints as well as special ones invented for particular diseases.

La méthode d'utilisation des aiguilles fines consiste à implanter des d'aiguilles filiformes dans les points d'acupuncture, de les manipuler à l'insertion, après cette insertion et à l'extraction afin d'obtenir des effets multiples. Ces méthodes sont très nombreuses.

Манипуляция тонкой иглой—это метод иглоукалывания, в котором иглоукалывание используется для проникновения в точки акупунктуры человеческого тела нитевидными иглами. В дополнение к основным методам, таким, как укол, стимуляция и изъятие иглы, есть метод снижения артериального давления, стимуляция Ци и метод проникания, а также специальные манипуляции в зависимости от болезней.

La manipulación de agujas filiformes es un método de acupuntura para insertar en los puntos de visión filiforme. Además de las técnicas básicas como la inserción, la estimulación y la retirada de la aguja, hay un método de reducción de refuerzo, la estimulación del método del Qi y el método penetrante, así como las manipulaciones speicales basadas en enfermedades.

طريقة الوخز بالإبر هي إدخال إبر خيطية في نقاط الوخز بالإبر. بالإضافة إلى التقنيات الأساسية مثل إدخال الإبر وتحفيزها وسحبها ، هناك تلاعبات لتقليل التعزيز ، وإنتاج qi ، وتحريك qi ، واختراق نقاط الوخز بالإبر بالإضافة إلى نقاط خاصة تم اختراعها لأمراض معينة.

第四章

Chapter IV

Chapitre IV

Глава IV

Capítulo IV

الفصل الرابع

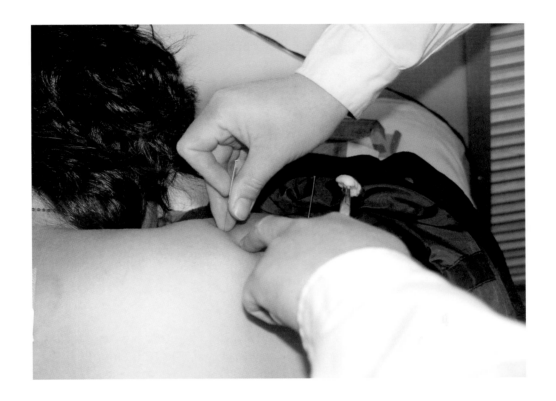

图 4-8　毫针刺法

Filiform needle manipulation

Acupuncture à l'aiguille fine

Манипуляция тонкой иглой

Manipulación de aguja filiforme

طريق بالإبرة الخيطية

第四章

Chapter IV

Chapitre IV

Глава IV

Capítulo IV

الفصل الرابع

20 世纪末，为适应现代针灸临床的需求，一次性无菌毫针应运而生，它的推广和使用受到了广大患者的欢迎，促进了针灸的国际传播（图 4-9）。

In the late 20th century, disposable sterile filiform needles appeared to meet the demands of modern acupuncture practice. The use of this type of needle is widely supported and has contributed to the global transmission of acupuncture.

À la fin du XXe siècle, conformément aux exigences de la médecine clinique moderne, une aiguille d'acupuncture fine jetable est apparue. Cette aiguille stérile à usage unique est une obligation légale dans de nombreux pays. La popularité de son utilisation est largement soutenue et favorise la distribution mondiale de l'acupuncture dans le monde entier.

В конце 20-го века, чтобы удовлетворить клинической потребности современных иглоукалывания и прижигания, появилась одноразовая стерильная тонкая игла, которая пользуется огромной популярностью среди пациентов. Она способствовала международному распространению иглоукалывания.

A finales del siglo 20, para llenar las demandas de la acupuntura clínica moderna, aparecieron agujas asépticas de filiforme desechables. Su popularización y aplicación son ampliamente bienvenidas, lo que promueve la propagación global de la acupuntura.

في أواخر القرن العشرين ، ظهرت الإبر الخيطية المعقمة للاستعمال لمرة واحدة لتلبية متطلبات ممارسة الوخز بالإبر الحديثة، ورحب معظم المرضى بتشجيعها واستخدامها ، وعززت انتشار الوخز بالإبر الدولي.

第四章

Chapter IV

Chapitre IV

Глава IV

Capítulo IV

الفصل الرابع

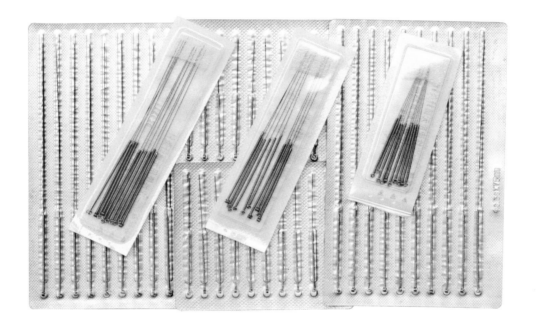

图 4-9　一次性无菌毫针

Disposable sterile filiform needles

Aiguille fine stérile à usage unique

Одноразовая стерильная тонкая игла

Agujas asépticas desechables filiformes

الإبر الخيطية المعقمة للاستعمال لمرة واحدة

第四章

Chapter IV

Chapitre IV

Глава IV

Capítulo IV

الفصل الرابع

头针疗法是通过刺激头部特定部位以防治疾病的一种疗法，简便安全，对多种疾病有独特的治疗效果（图 4-10）。

Scalp acupuncture is a method to prevent and treat diseases by stimulating certain parts of the scalp, which is easy, safe and has particular therapeutic effects to a variety of diseases.

L'acupuncture du cuir chevelu est une méthode pratique et sûre en stimulant certaines parties du cuir chevelu pour prévenir et traiter les maladies.

Акупунктура в области головы— это простой и безопасный метод для профилактики и лечения заболеваний путем стимуляции определенных частей головы. У него уникальное терапевтическое воздействие при различных заболеваниях.

Craneacupuntura es un método práctico y seguro estimulando ciertas partes del cuero cabelludo para prevenir y tratar la enfermedad, que tiene un efecto terapéutico especial para muchas enfermedades.

الوخز بالإبر هو علاج يحفز أجزاء معينة من الرأس للوقاية من الأمراض وعلاجها ، وهو بسيط وآمن وله تأثيرات علاجية فريدة على مختلف الأمراض.

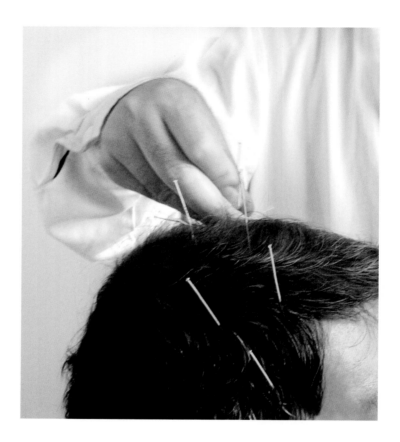

图 4-10 头针疗法

Scalp acupuncture therapy

L'acupuncture du cuir chevelu

Акупунктура в области головы

Terapéutica de craneacupuntura

علاج الوخز على الرأس

第四章

Chapter IV

Chapitre IV

Глава IV

Capítulo IV

الفصل الرابع

中医认为人体各个部位都与耳郭有着密切的联系（图 4-11）。

TCM holds the opinion that all parts of the human body are closely related to the points on the ears.

Selon la médecine traditionnelle chinoise, tous les organes internes et certaines parties du corps sont étroitement liés aux points sur les oreilles.

Китайская медицина считает, что все части человеческого тела тесно связаны с ушами.

MTC sostiene que todas las partes del cuerpo humano están estrechamente vinculadas con nuestros oídos.

يرى الطب الصيني التقليدي أن جميع أجزاء جسم الإنسان ترتبط ارتباطاً وثيقاً بأذاننا.

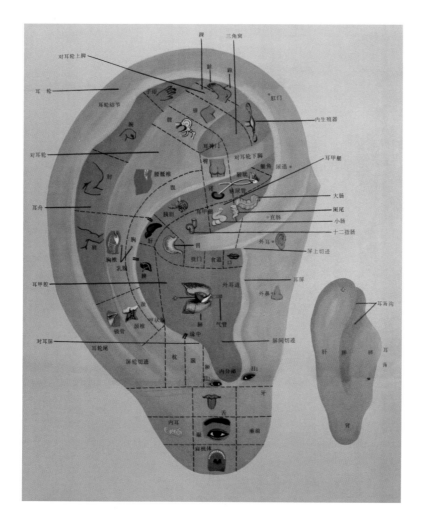

图 4-11　耳穴与脏腑器官投影图

由中国中医科学院针灸研究所编绘（1989 年）

Illustration of auricular puncture points and related internal organs

Schéma des points de poncture auriculaire

Схема проекции ушных точек и органов

Ilustración de la región del reflejo auricular con los órganos internos

رسم توضيحي لنقاط الوخز بالإبر الأذني والأعضاء الداخلية ذات الصلة

Compiled by the Institute of Acupuncture and Moxibustion of CACMS (1989)

Compilé par l'Institute d'Acupuncture et de Moxibustion de CACMS (1989)

Картина была отредактирована и нарисована Институтом акупунктуры и прижигания Китайской Академии традиционной китайской медицины (1989)

Compilado por el Instituto de Acupuntura y Moxibustión de CACMS (1989)

تم رسم هذا التوضيح من قبل معهد الوخز بالإبر والكي ، الأكاديمية الصينية للعلوم الطبية الصينية (1989 م).

第四章

Chapter IV

Chapitre IV

Глава IV

Capítulo IV

الفصل الرابع

耳针疗法常用于治疗疼痛性、功能紊乱性、过敏性疾病等，亦用于保健、美容。临床操作一般采用贴压法、毫针法和刺血法等（图 4-12）。

Auricular acupuncture is usually used to treat pain, dysfunction and allergic diseases, and for health care and beauty care as well. Methods often used in clinical practice include sticking-pressing method, filiform needle stimulation and pricking bleeding.

L'acupuncture auriculaire est généralement utilisée pour traiter la douleur, les troubles fonctionnels, les maladies allergiques, ainsi que pour des soins de prévention ou encore en cosmétologie. Méthodes utilisées généralement sont: l'acupression, l'acupuncture à l'aiguille fine et la saignée.

Аурикулярная терапия обычно используется в лечении боли, дисфункции и аллергических заболеваний, а также для здоровья и красоты. В клинической манипуляции часто используют метод аппликации, метод укалывания тонкой иглой и кровопускание.

La acupuntura auricular se utiliza generalmente para el dolor, trastornos funcionales y enfermedades alérgicas, así como el cuidado de la salud y la cosmetología. Generalmente, el método de pegado, la estimulación de agujas filiformes y el sangrado por pinchazo se utilizan a menudo en la práctica clínica.

يستخدم الوخز بالإبر في الأذن في كثير من الأحيان لعلاج الألم والخلل الوظيفي وأمراض الحساسية ، وكذلك للصحة والجمال. تستخدم العمليات السريرية بشكل عام طريقة الالتصاق وطريقة الإبرة وطريقة الوخز.

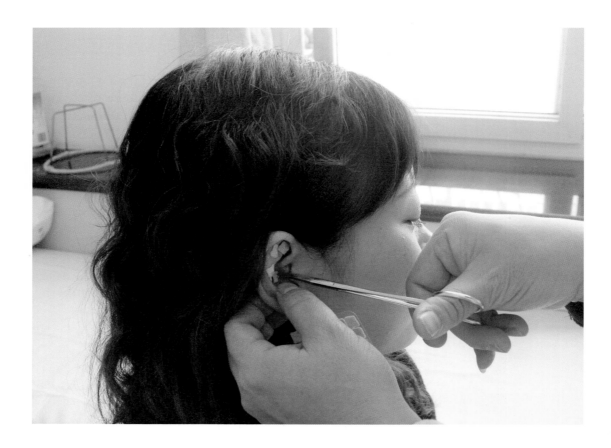

图 4-12　耳穴贴压

Auricular points sticking therapy

Thérapie Auriculaire

Аурикулотерапия

La Terapia de Pegado Auricular

...تشمل الطرق المستخدمة غالبًا في الممارسة السريرية
طريقة الالتصاق وتحفيز الإبرة الخيطية ونزيف الوخز.

第四章

Chapter IV

Chapitre IV

Глава IV

Capítulo IV

الفصل الرابع

隔姜灸是用鲜姜片做隔垫物的一种灸法，对因寒而致的呕吐、腹痛、腹泻、痛经、风寒痹痛等有较好的疗效（图 4-13）。

Ginger-separated moxibustion refers to the type of indirect moxibution with fresh ginger slices as separation. This moxibustion is particularly effective for cold induced vomiting, abdominal pain, diarrhea, dysmenorrhea and arthralgia.

La moxibustion au gingembre se fait avec des tranches de gingembre fraîches. Ce type de moxibustion est particulièrement efficace dans les maladies causées par le froid, accompagnées de vomissements, de douleurs abdominales, de diarrhées, de dysménorrhées et d'arthralgies.

Имбирное прижигание—это метод прижигания с использованием свежих кусочков имбиря в качестве прокладок. Используют при рвоте, боли в животе, диареи и Би синдром от ветрахолода (артралгии).

Jengibre-seperado moxibustión se refiere a un tipo de moxibustión indirecto con rodajas de jengibre fresco como la seperación. Este tipo de moxibustión tiene un efecto terapéutico superior para los vómitos, dolor abdominal, diarrea, dismenorrea y artralgia causada por el resfriado.

الكى بالزنجبيل هو نوع من أنواع الكى باستخدام شرائح الزنجبيل الطازج كفاصل ، وهو له تأثير علاجي جيد على القيء وآلام البطن والإسهال وعسر الطمث وآلام البرد الناجمة عن البرد.

第四章

Chapter IV

Chapitre IV

Глава IV

Capítulo IV

الفصل الرابع

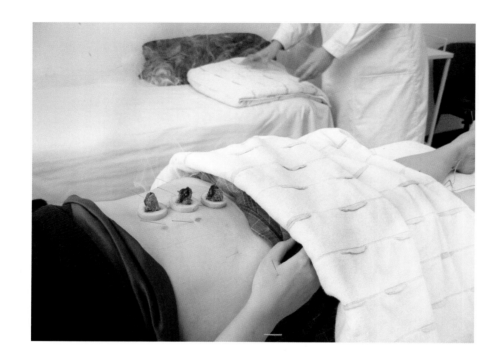

图 4-13　隔姜灸

Ginger-separated moxibustion

La moxibustion au gingembre

Имбирное прижигание

Moxibustión con jengibre

الكي بالزنجبيل

第四章

Chapter IV

Chapitre IV

Глава IV

Capítulo IV

الفصل الرابع

温灸器灸是将艾绒或艾条放入温灸器内施灸的方法，临床操作使用方便，适用范围广（图 4-14）。

In this form of moxibustion, moxa powder or moxa stick is placed into a box for more convenient and wider use.

Dans cette forme de moxibustion, on place soit de la poudre de moxa, soit des bâtons de moxa pour obtenir une chaleur plus uniforme et plus étendue.

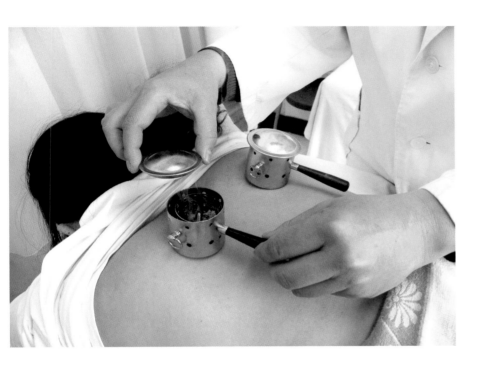

Аппаратное прижигание–это метод, при котором моксы или палочек из моксы помещают в аппарате для прижигания и прогревания. Он отличается удобством и широкими сферами применения.

图 4-14 温灸器灸

Moxa box moxibustion

Boitier pour moxas

Аппаратное прижигание–прогревание

Moxibustión de quemador de moxa

مربع الكى

Moxibustión de quemador de moxa es un método que coloca moxa o palito de moxa en un quemador de moxa para realizar el tratamiento, que es práctico y ampliamente aplicado.

في هذا الشكل من الكى ، يتم وضع مسحوق التشييح أو عصا التشييح في صندوق لاستخدام أكثر ملاءمة وعلى نطاق أوسع.

第四章

Chapter IV

Chapitre IV

Глава IV

Capítulo IV

الفصل الرابع

艾条灸是将艾绒卷成圆柱形的艾条，一端点燃，对准穴位或患部施灸的一种灸法(图 4-15)。

It refers to a therapy in which a moxa-made cylindrical stick is burnt on one end and aimed at an acupoint or affected area.

Le bâton de moxa est constitué d'armoise broyée. Ce type de moxa appliquée sur un point permet une moxibustion précise.

Прижигание моксой—это метод прижигания, при котором моксу раскатывают в цилиндрические палочки, поджигают один конец и воздействуют на акупунктурные точки или локально на пораженные участки тела.

Moxibustión de palito de moxa se refiere a una terapia en la que se quema un palito cilíndrico hecho de moxa en un extremo y luego se apunta a los acupuntos o área local para realizar el tratamiento.

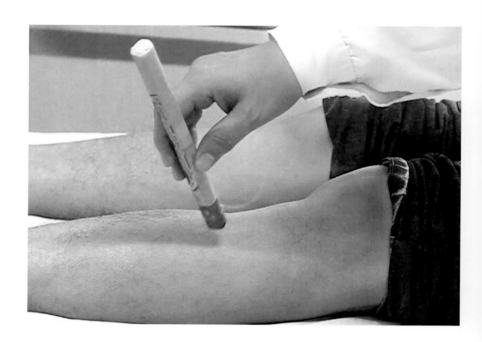

图 4-15　艾条灸

Moxa stick moxibustion

Le bâton de moxa

Моксоприжигание

Moxibustión de palito de moxa

الكي بعصا موكسا

الكى بعصا موكسا هو طريقة الكي التي يتم فيها دحرجة عصا موكسا أسطوانية، ويتم إشعال نهاية الأطراف، ويتم تطبيق الكى على نقطة الوخز بالإبر أو الجزء المصاب.

第四章

Chapter IV

Chapitre IV

Глава IV

Capítulo IV

الفصل الرابع

穴位按压是以指代针对穴位进行按压刺激,在生活中常常可解应急之需。如牙痛时,按压合谷穴可缓解疼痛;休克、晕厥时,可掐人中穴进行急救(图 4-16)。

Acupuncture therapy refers to pressure stimulation at acupoints with fingers instead of needles, which might be used in emergency. For example, pressing at Hegu (LI 4) to relieve pain in the teeth and pinching Renzhong (GV 26) for resuscitation due to shock or syncope

L'acupression consiste à effectuer une stimulation par pression sur les points d'acupuncture avec les doigts au lieu d'aiguilles. Dans la vie, les besoins d'urgence peuvent souvent être résolus par l'acupression. Si un mal de dents se produit, appuyer sur Hegu (LI 4) peut soulager la douleur. Lorsque vous êtes en état de choc ou d'évanouissement, vous pouvez appuyer sur Renzhong (GV 26) pour les premiers soins.

Акупрессура—это метод акупунктуры, при котором используют давление на точки акупунктуры. Она часто используют в повседневной жизни для скорой помощи. В случае зубной боли нажатие на точку Хэ гу может облегчить боль, при шоке или потере сознания–воздействие на точку Жэнь чжун.

Terapia de acupresión se refiere a la realización de la estimulación de prensado en puntos acupuntura con los dedos en lugar de agujas, que podría resolver problemas de ciritcal en la vida cotidiana. Por ejemplo, presionar en Hegu (LI 4) podría aliviar el dolor repentino en los dientes mientras que pellizcar Renzhong (GV 26) es para el choque y el syncope.

يشير علاج الوخز بالإبر إلى تحفيز الضغط في نقاط الوخز بالإبر بالأصابع بدلاً من الإبر ، والتي يمكن استخدامها في حالات الطوارئ. على سبيل المثال ، الضغط على خه قو(LI 4) لتخفيف الألم المفاجئ في الأسنان بينما يمكن يخفف الصدمة أو الإغماء الضغط على رن جونغ(GV 26) للإسعاف.

第四章

Chapter IV

Chapitre IV

Глава IV

Capítulo IV

الفصل الرابع

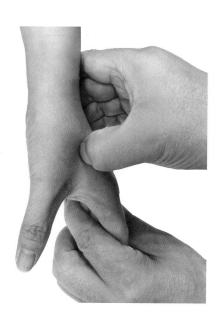

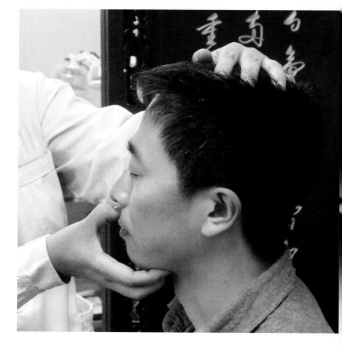

图 4-16　穴位按压

Acupressure therapy

L'acupression

Акупрессура

Terapia de acupresión

طريق العلاج عبر ضغط النقاط

第四章

Chapter IV

Chapitre IV

Глава IV

Capítulo IV

الفصل الرابع

刺络放血疗法用三棱针等刺破体表特定部位，放出瘀血，以达到治疗疾病的目的，适用于急性结膜炎、急性扁桃体炎、中暑、丹毒、疖肿、疼痛性疾病等（图 4-17）。

Bloodletting therapy refers to the curative method to let static blood stasis out by pricking certain part on the surface of the body with triangular or other types of needles. This method can be used to treat acute conjunctivitis, acute tonsillitis, heat stroke, erysipelas, swelling boils, pain and many other diseases.

La méthode de saignée consiste à percer avec une aiguille triangulaire des points d'acupuncture. Cette méthode est utilisée pour traiter par exemple les conjonctivites aiguës, les angines aiguës, les coups de chaleur, l'érysipèle, les furoncles, les syndromes douloureux et bien d'autres maladies.

Кровопускание—метод пускания крови с помощью треугольной иглы. Используют при застое крови, тепловом ударе и роже, при воспалительных заболеваниях, таких как, острый конъюнктивит, острого тонзиллит, а также при болевых синдромах.

La terapia de pinchazo de derramamiento de sangre se refiere a un tipo de métodos curativos que priva partes específicas del cuerpo con aguja de tres filos para disolver la estasis sanguínea. Esta terapia se aplica para la conjuntivitis aguda, amigdalitis aguda, insolación, erisipela, hinchazón de los forúncios y la enfermedad del dolor, etc.

يشير طريق النزيف إلى الطريقة العلاجية للسماح بركود الدم الساكن عن طريق وخز جزء معين من سطح الجسم بأنواع مثلثة أو أنواع أخرى من الإبر. يمكن استخدام هذه الطريقة لعلاج التهاب الملتحمة الحاد والتهاب اللوزتين الحاد وضربة الشمس والحمرة وتورم الدمامل ومتلازمة الألم والعديد من الأمراض الأخرى.

第四章

Chapter IV

Chapitre IV

Глава IV

Capítulo IV

الفصل الرابع

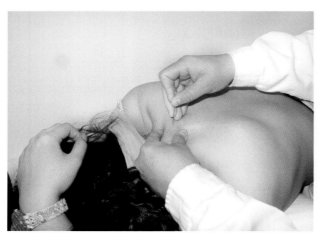 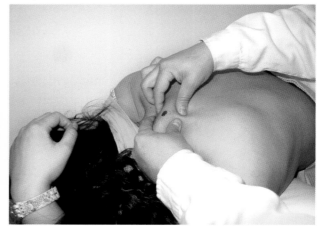

图 4-17　刺络放血疗法

Bloodletting therapy

La saignée

Кровопускание

Terapia de pinchazo de derramamiento de sangre

طريق النزيف

第四章

Chapter IV

Chapitre IV

Глава IV

Capítulo IV

الفصل الرابع

仰韶文化(约公元前 5000—前 3000 年),1995 年陕西西安半坡出土(图 4-18)。

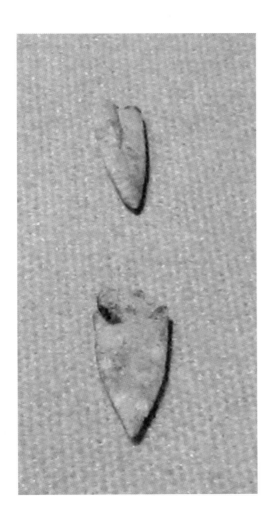

图 4-18　放血、穿刺工具

Bloodletting and pricking instrument

Outils de saignée et de ponction

Инструменты для кровопускания и пункции

Instrumento de derramamiento de sangre y pinchazo

أدوات الحجامة والتثقيب

Yangshao Culture (5000 B. C.– 3000 B. C.), unearthed in Banpo, Xi'an, Shaanxi Province in 1955.

Dans la culture Yangshao (5000 à 3000 ans avant JC), ces poinçons ont été découverts en 1955 à Banpo dans le pays de Xi'an, province du Shaanxi.

От культуры Яншао(приблизительно 5000–3000 гг. до н. э.), раскопанной в районе пещеры Баньпо, Сиань, провинции Шааньси в 1955 г.

La cultura Yangshao (5000 a 3000 años B. C), desenterrado en Banpo de Xi'an, provincia de Shaanxi en 1955.

اكتشفت ثقافة يانغشو (حوالي 5000 قبل الميلاد −3000م.) مدينة شيآن، مقاطعة شنشي، عام 1995.

第四章

Chapter IV

Chapitre IV

Глава IV

Capítulo IV

الفصل الرابع

拔罐以罐为工具,利用燃烧、抽吸、蒸气等方法造成罐内负压,使罐吸附于腧穴或体表的一定部位,产生温热刺激及局部皮肤充血、瘀血,达到防治疾病的目的(图4-19,图4-20)。

Cupping therapy means using heat, suction, steam and other methods to generate negative pressure inside the cup so that it is fixed onto skin surface, resulting in thermal stimulation, regional congestion and blood stasis to treat diseases.

Les ventouses utilisent la combustion, de l'aspiration, de la vapeur et d'autres méthodes pour créer une pression négative à l'intérieur de la cupule, de sorte que la ventouse se fixe sur la surface de la peau, entraînant une stimulation par la chaleur, une congestion régionale et une stagnation du sang pour soigner la maladie.

Банки используют в качестве инструмента. С помощью огня и пара в ней создается отрицательное давление. Банки ставят в точках или в определенных частях тела для прогревания и застоя крови, чтобы предупредить и лечить болезни.

Ahuecamiento toma la ventaja de la combustión, succión, vapor y otros métodos para crear presión negativa dentro de la copa para que la copa se pueda fijar en la superficie de la piel, resultando en la estimulación de la calefacción, la congestión regional y sangre estancada para curar enfermedades.

العلاج بالحجامة هي عبارة عن عمليات الاحتراق والشفط والبخار وغيرها من الطرق لتوليد ضغط سلبي داخل الكأس بحيث يمكن تثبيت الكأس على سطح الجلد ، مما يؤدي إلى تنشيط التدفئة واحتقان الجلد بشكل محلي وركود الدم ، من أجل الوقاية من الأمراض وعلاجها.

第四章

Chapter IV

Chapitre IV

Глава IV

Capítulo IV

الفصل الرابع

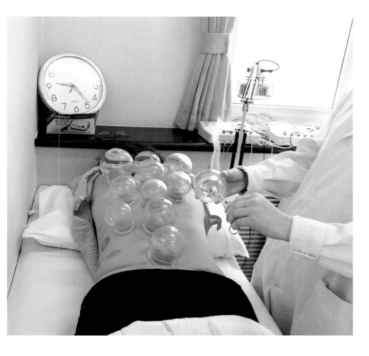

图 4-19　拔罐

Cupping therapy

Les ventouses

Использование банок

La terapia de ahuecamiento

الحجامة

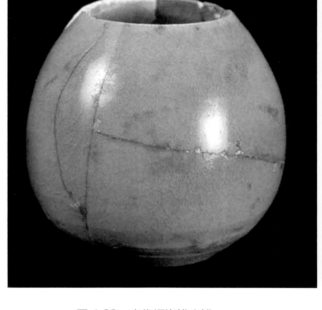

图 4-20　唐代耀瓷拔火罐

Yao Ci (Porcelain) fire-cup of the Tang Dynasty

Dynastie Tang, ventouses en porcelaine

Медицинские баки Яо-цы (фарфор) в династии Тан

Yao Ci (Porcelana) copa de fuego de la Dinastía Tang

الحجامة بالنار من عصر أسرة تانغ

第四章

Chapter IV

Chapitre IV

Глава IV

Capítulo IV

الفصل الرابع

刮痧是用具有光滑接触面的器具，如牛角、玉石或专用刮痧板等，在人体体表相关部位进行刮拭，以防治疾病的一种方法（图 4-21，图 4-22）。

Guasha therapy, a preventive and curative method, uses tools such as ox horn, jade, stone or plate with smooth surface to rub and stimulate certain parts of the patient's body surface to scrape away illness or to prevent against diseases.

Le Guasha consiste à utiliser un instrument à surface lisse comme corne de bovin, jade ou pierre ou une plaque de Guasha pour gratter et stimuler certaines parties de la surface corporelle du patient.

Гуаша–метод воздействия на тело, при котором используют скребки с гладкой контактной поверхностью, сделанные из рога, нефрита, чтобы предупредить и лечеть болезни.

Guasha terapia se refiere a una técnica de curación mediante el uso de un instrumento con superficie lisa como cuerno de ganado, jade o piedra o placa de Guasha especializado para raspar algunas partes de la superficie del cuerpo del paciente repetidamente.

يستخدم علاج قواشا ما طريقة وقائية وعلاجية أدوات مثل قرن الثور أو اليشم أو الحجر أو الصفيحة ذات السطح الأملس لفرك وتحفيز أجزاء معينة من سطح جسم المريض للتخلص من المرض أو للوقاية من الأمراض.

第四章

Chapter IV

Chapitre IV

Глава IV

Capítulo IV

الفصل الرابع

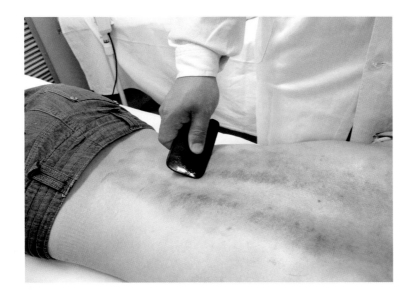

图 4-21　刮痧

Guasha therapy

La méthode 《Guasha》

Массаж Гуаша

Terapia de Guasha

قواشا

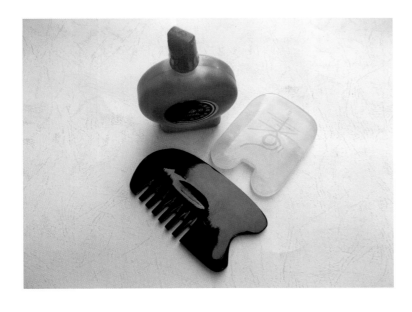

图 4-22　刮痧器具

Guasha instruments

Matériels de 《Guasha》

Инструменты скобления

Instrumento de Guasha

أدوات قواشا

第四章

Chapter IV

Chapitre IV

Глава IV

Capítulo IV

الفصل الرابع

推拿是在人体体表特定部位上运用推、拿、提、捏、揉等手法进行治疗的方法(图 4-23,图 4-24)。

Tuina (massage) is a treatment that involves pushing, squeezing, grasping, pinching, rubbing and many other manipulations on body surface.

Le massage est une méthode de traitement qui consiste à pousser, serrer, saisir, pincer, frotter et bien d'autres manipulations sur la surface du corps ou sur les muscles pour traiter les maladies.

Туйна (массаж)—это метод лечения, использующий определенные ручные техники, такие как давление, толкание, удержание, подъем, зажание, мятие и разминание на определенной части поверхности тела.

Tuina se refiere a una especie de terapia que aplica empujar, apretar, agarrar, pellizcar, frotar y muchas otras manipulaciones en la superficie del cuerpo para tratar la enfermedad.

التدليك هي وسيلة للضغط على جزء معين من سطح جسم الإنسان أو حمله أو رفعه أو قرصه أو فركه باليد والعديد من الحركات لعلاج المريض.

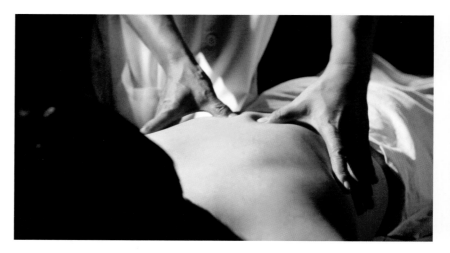

图 4-23 推拿

Tuina (massage) therapy

Le massage (Tuina)

Туйна (Массаж)

Terapia de Tuina (masaje)

التدليك

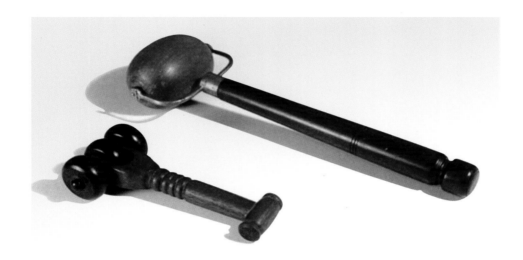

图 4-24　清太医院按摩器

Massage instruments of the Imperial Academy of Medicine in the Qing Dynasty

Instruments de massage de l'Académie impériale de médecine de la dynastie Qing

Массажный инструмент из Института придворных врачей в династии Цин

Instrumento de masaje de la Academia Imperial de Medicina en la Dinastía Qing

أداة تدليك من الأكاديمية الإمبراطورية للطب في عهد أسرة تشينغ

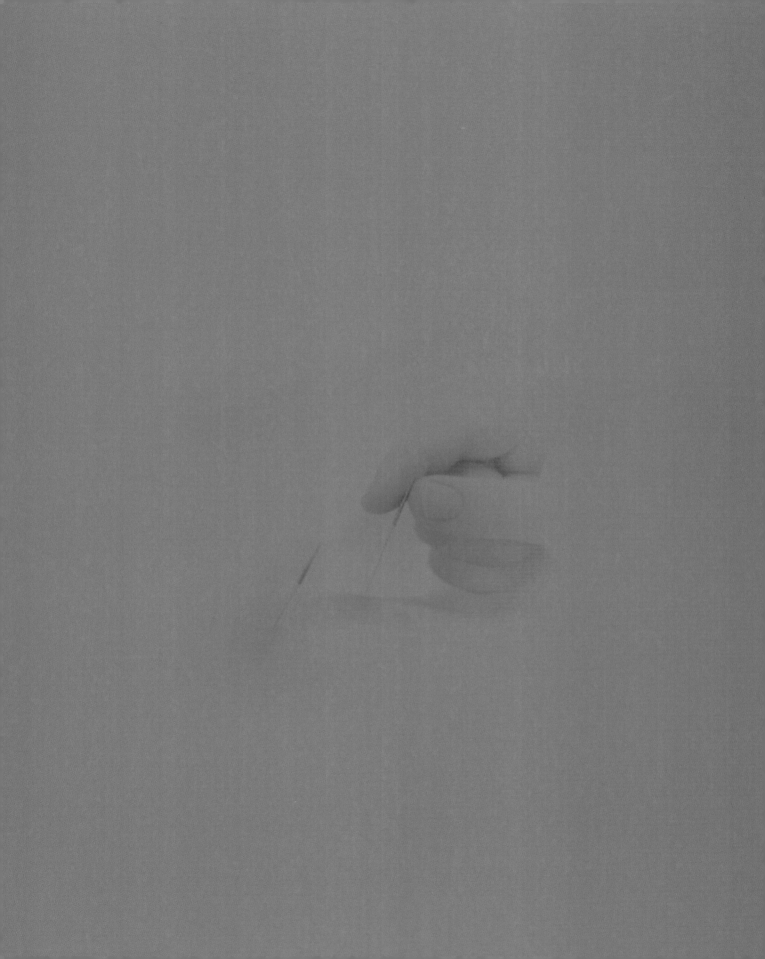

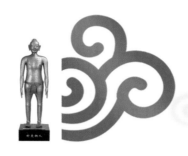

第五章　中医针灸的养生保健

Chapter V　Health Preservation with Acupuncture and Moxibustion of TCM

Chapitre V　Soins de Santé et Prévention par l'Acupuncture-Moxibustion de MTC

Глава V　Акупунктура и Прижигание традиционной китайской медицины для сохранения здоровья и долголетия

Capítulo V　Salud y cultivación de Acupuntura y Moxibustión de la MTC

الفصل الخامس　رعاية الصحة بالوخز بالإبر والتشييح من الطب الصيني التقليدي

第五章

Chapter V

Chapitre V

Глава V

Capítulo V

الفصل الخامس

中医针灸的养生保健是通过导引、艾灸、按摩等常用方法，以疏通经络、调理气血，达到预防疾病、增进健康、延年益寿的目的。

In view of health preservation with acupuncture and moxibustion of TCM, Dao-yin exercises, moxibustion, massage and so on are effective to dredge meridians and regulate qi and blood, and thus are conducive to disease prevention, health improvement and life extension.

La médecine traditionnelle chinoise, combinant daoyin, moxibustion, massage, et autres méthodes, contribue à la circulation des méridiens, à l'harmonie du qi et du sang, à la guérison et prévention des maladies, et à l'amélioration de la santé et à la longévité.

Для укрепления здоровья, сохранения долголетия, улучшения проводимости и регуляции Ци и крови в традиционной китайской медицине часто используют такие методы, как воздействие на точки и меридианы с помощью игл, прижигания, массажа и. д.

La acupuntura y moxibustión de la meidicina tradicional china se centra en la salud y la cultivación para promover los meridianos, regular las circulaciones de Qi y sangre, prevenir enfermedades, mejorar la salud y la longevida, por medio de Dao-yin, moxibustión, masaje, y otros métodos comúnmente utilizados.

يهدف الوخز بالإبر والتشييح للطب الصيني التقليدي إلى العناية بالصحة ووقاية من الأمراض ،وتعزيز الصحة ، وتطويل العمرعن طريق ممارسة بحركات رياضية (داو ين)، موكسا، التدليك وطرق شائعة الاستخدام أخرى لتنظيم القنوات "جينغلوه" و الدم وتشي فيها.

第五章

Chapter V

Chapitre V

Глава V

Capítulo V

الفصل الخامس

导引是古代的一种健身方法。这是 1973 年在长沙马王堆汉墓出土的导引图，图中人物姿势动作各异，并有标示人物动作要领及防治疾病的文字标题（图 5-1，图 5-2）。

Daoyin is a set of exercises in ancient times. This painting was unearthed from the Han Tomb at Mawangdui, Changsha, Hunan Province, in 1973. The figures on it have different gestures and movements. There are also texts explaining the key points of the movements and their effects on the prevention and treatment of diseases.

Le Daoyin est une pratique ancienne qui combine des exercices physiques et respiratoires. Cette illustration de Daoyin a été découverte dans la tombe de Mawangdui, à Changsha de la province du Hunan en 1973. Les différents gestes des personnages de cette image sont sous-titrés et décrits avec des mots-clés expliquant les exercices et leurs effets sur la prévention des maladies.

Даоинь—древняя гимнастика, метод для укрепления здоровья в древности. Эта иллюстрация Даоинь была обнаружена в гробнице Мавандуй, Чанша провинции Хунань в 1973 году. На рисунках изображены разные позы и движения с текстовыми подписями, в которых указаны основные действия персонажей, а также профилактика и лечение болезней.

Daoyin es un método de acondicionamiento físico en la antigüedad que se combina con ejercicios físicos y respiratorios. Esta ilustración de Daoyin se desenterró en la tumba de Mawangdui, Changsha de la provincia de Hunan en 1973. Los gestos diferenciales de los personajes en esta imagen se describen y marcan con palabras de título de palabras clave de ejercicio y métodos de prevención de enfermedades.

حركات رياضية (داو ين) هي إحدي طرق العناية بالصحة في الوقت القديم. هذه صورة رسم تخطيطي لحركات رياضية (داو ين) اكتشفت في مقبرة تعود لأسرة هان الغربية، في منطقة ماوانغدوي بمقاطعة خونان، الأرقام الموجودة عليها لها إيماءات وحركات مختلفة. هناك أيضًا نصوص تشرح تصرفات الشخصيات حيث يكون تأثيرها في الوقاية من الأمراض وعلاجها.

第五章

Chapter V

Chapitre V

Глава V

Capítulo V

الفصل الخامس

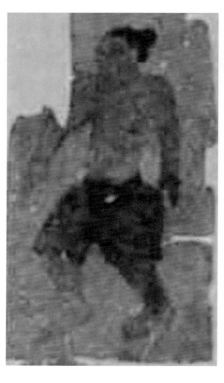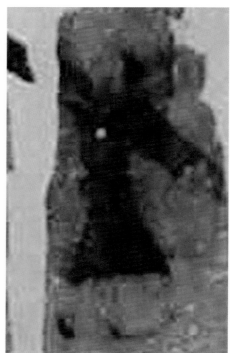

图 5-1　导引图

Illustration of Daoyin

Schéma d'exercices de Daoyin

Иллюстрация Даоинь

Ilustración de Daoyin

رسم لحركات رياضية (داو ين)

第五章

Chapter V

Chapitre V

Глава V

Capítulo V

الفصل الخامس

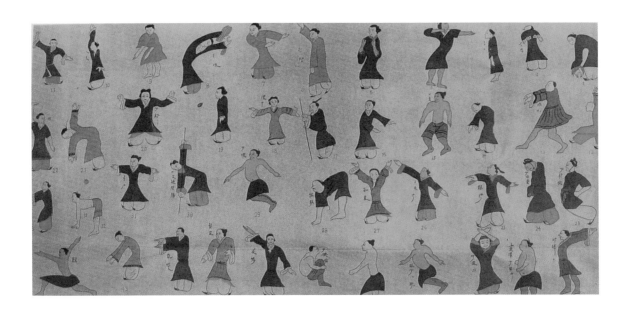

图 5-2 复原的导引图

Replicated illustration of Daoyin

Reproduction de la série de Daoyin

Реконструированная Иллюстрация Даоинь

Ilustración replicada de Daoyin

رسم تخطيطي لحركات رياضية (داو ين)

第五章

Chapter V

Chapitre V

Глава V

Capítulo V

الفصل الخامس

八段锦是中国古代流传下来的一种气功法，整套动作由八节组成，体势动作古朴高雅，故名（图5-3）。

Ba Duan Jin is a form of Qigong in ancient China consisting of eight sections. It is named so because of the elegance with classic simplicity in the movements and postures.

Le Ba Duan Jin est une forme de Qigong transmise par la Chine ancienne. L'ensemble des exercices se compose de huit sections, dont les mouvements et les posture sont simples et élégants.

Ба Дуань Цзинь–метод Цигун, существовавший в древнем Китае. Весь набор движений состоит из восьми частей.

Como un tipo de ejercicios Qigong en la antigua China, BA Duan Jin se compone de ocho secciones principales, que es simple y elegante de practicar, de ahí el nombre.

إن بادوان جين نوع من أساليب تشيجونغ (تمارين التنفس العميق) التي تم نشرها في الصين القديمة ، وتتألف المجموعة الكاملة من الحركات من ثمانية أقسام ، وحركات الموقف بسيطة وأنيقة ، ومن هنا جاءت تسميتها.

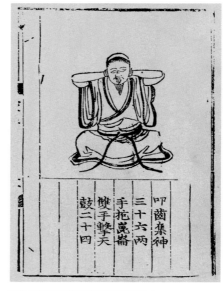
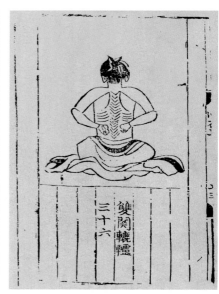
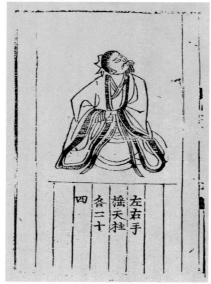
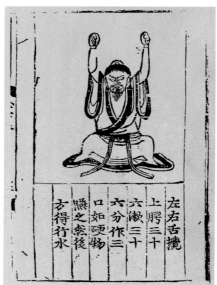

第五章

Chapter V

Chapitre V

Глава V

Capítulo V

الفصل الخامس

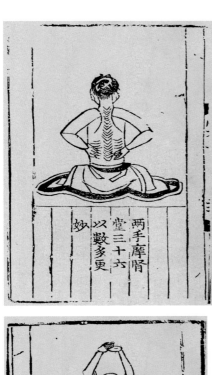
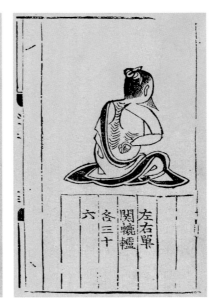
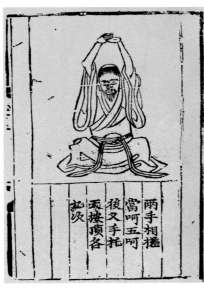
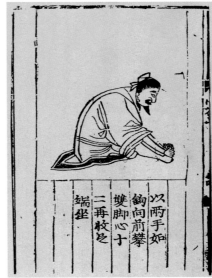

图 5-3　八段锦

Ba Duan Jin

Ba Duan Jin

Ба Дуань Цзинь

Ba Duan Jin

با دوان جين　　ممارسه الرياضه لديها ثمانية مقطوع

第五章

Chapter V

Chapitre V

Глава V

Capítulo V

الفصل الخامس

太极拳是将意识、呼吸、形体、动作
紧密结合在一起的运动，可调理气
血，强身健体（图 5-4）。

Tai Ji Quan, an exercise which closely coordinates consciousness, breath, physical being and movements, is conducive to health flow of qi and blood as well as stronger body.

Le Taiji Quan est une exercice physique avec des mouvements en combinant la conscience, la respiration, le corps et les actions en vue de régler le qi, le sang et de fortifier le corps.

Объединять сознание, дыхание, тело и движение вместе, чтобы регулировать Ци и кровь для укрепления здоровья.

Tai Ji Quan, un ejercicio que coordina estrechamente la conciencia, la respiración, el cuerpo y el movimiento para regular las circulaciones de el Qi y la sangre y fortalecer el cuerpo.

هذا التمرين الذي ينسق عن كثب الوعي ، والتنفس ،
والكائن الجسدي والحركات ، يساعد على التدفق
الصحي للدم والدم بالإضافة إلى الجسم الأقوى.

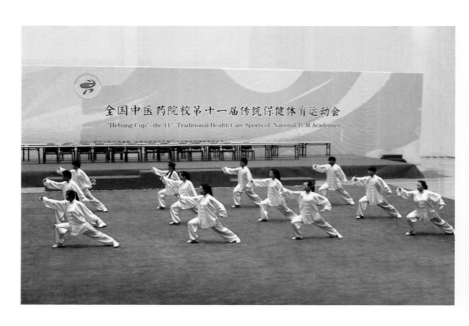

图 5-4　太极拳

Tai Ji Quan

Taiji Quan

Тай Цзи Цюань

Tai Ji Quan

ملاكمة تايجي (شكل في كتاب الصحة الثقافية)

第五章

Chapter V

Chapitre V

Глава V

Capítulo V

الفصل الخامس

五禽戏通过模仿虎、鹿、熊、猿、鸟五种禽兽的动作，舒筋骨、利关节、调气血（图 5-5）。

By imitating the movements of five kinds of animals, namely tiger, deer, bear, ape and bird, one takes this exercise to relax muscles and bones, enhance function of joints and regulate qi and blood.

Détendre les muscles, renforcer les articulations et harmoniser le qi et le sang en imitant les mouvements des cinq animaux: les tigres, les cerfs, les ours, les singes, et les oiseaux.

Имитировать движение тигра, олена, медведя, обезьяны, птиц, чтобы осуществить растяжение мышц, укрепление сочленение и регулирование Ци и крови.

Aliviar los huesos y ligamentos, fortalecer las articulaciones y regular la sangre a través de imitar los movimientos de tigres, venados, osos, simios y pájaros.

ممارسه الرياضه من خلال تقليد حركات النمر والغزل والدب والقردة والطير لإرخاء العضلات والعظام ، وتعزيز وظيفة المفاصل وتنظيم تشي والدم.

第五章

Chapter V

Chapitre V

Глава V

Capítulo V

الفصل الخامس

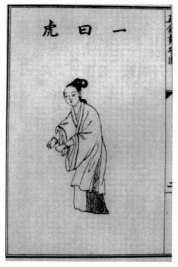
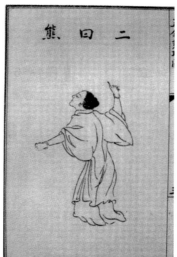
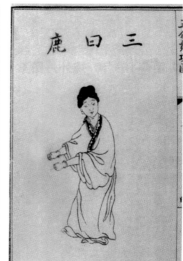
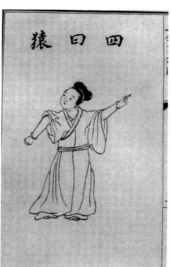
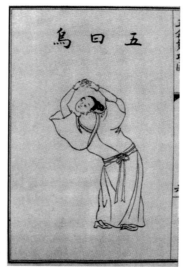

图 5-5　五禽戏

Wu Qin Xi

Mouvements de cinq animaux

Гимнастика пяти зверей

Wu Qin Xi

وو تشين شي　ممارسه الرياضه من مقلد الحركات لخمس الحيونات

第五章

Chapter V

Chapitre V

Глава V

Capítulo V

الفصل الخامس

足三里灸又称为长寿之灸,古人有"若要安,三里常不干"的说法(图5-6)。

There was an old saying in ancient times that in order to be healthy, moxibustion must often be used on Zusanli. This moxibustion is also known as the"long life one".

Un vieux dicton de l'Antiquité dit que pour être en bonne santé, la moxibustion doit être souvent appliquée sur le point Zusanli. Cette moxibustion est également connue sous le nom de 《moxibustion de longévité》.

Прижигание Цзу Сан Ли также называют прижиганием точки долголетия. Древние говорили, что если вы хотите сохранить здоровье и продлить жизнь, то делайте прижигание Цзу Сан Ли.

Como hay un viejo refrán en el antiguo que para ser saludable, la moxibustión debe ser aplicada en Zusanli a menudo, la moxibustión en Zusanli es también conocida como la moxibustión de la longevidad.

كي هو شيخ تطويل العمر ، نظراً لوجود مقولة قديمة في القديم مفادها أنه لكي تكون بصحة جيدة، يجب تطبيق الكي في كثير من الأحيان على نقطة زوسانلي.

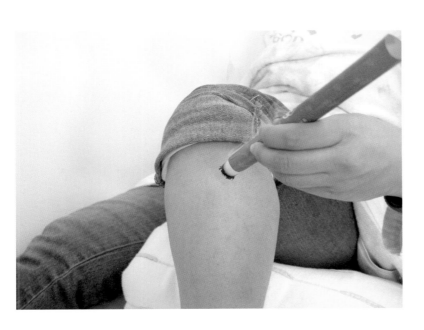

图 5-6　足三里灸

Moxibustion on Zusanli (ST 36)

Moxibustion sur Zusanli (ST 36)

Прижигание Цзу Сан Ли (Ma 36)

Moxibustión en Zusanli (E 36)

كي على نقطةst36

第五章

Chapter V

Chapitre V

Глава V

Capítulo V

الفصل الخامس

身柱穴有通阳理气，祛风退热，清心宁志，降逆止嗽之功效，对小儿有强身保健作用，为小儿保健灸要穴（图5-7）。

Shenzhu is an important point for health care and moxibustion in children. Its function is to activate yang, regulate qi, disperse wind and clear heat, cool heart, calm mind, and direct qi downward to stop cough.

Shen-zhu est un point important du méridien Du Mai en particulier pour la santé des enfants. Il a pour fonction d'activer le yang et de réguler le qi, de disperser le vent et de purifier la chaleur, de refroidir le cœur et d'apaiser l'esprit.

Прижигание в точке Шэнь-чжу важно для здоровья детей. Точки имеет функции тонизирующего Ян и регуляция Ци, облегчения ветра и лихорадки, очищения сердца и успокоения ума. Оно также помогаеть направлять Ци вниз и прекращать кашель.

Shenzhu es un punto esencial para el cuidado de la salud de los niños con la función de activar Yang y regular el Qi, disiparando el viento y despejando el calor, enfriando el corazón y calmando la mente, dirigiendo el Qi hacia abajo para eliminar la tos.

تعتبر شن جو نقطة مهمة للرعاية الصحية والكي عند الأطفال. وتتمثل مهمتها في تنشيط اليانغ ، وتنظيم تشي ، وتشتيت الرياح والحرارة الصافية ، وتهدئة العقل والقلب ، وتوجيه تشي إلى الأسفل لوقف السعال.

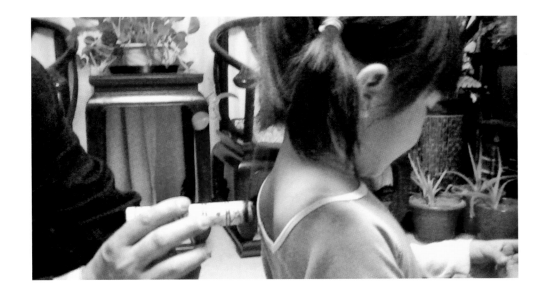

图 5-7　小儿身柱灸

Moxibustion on Shenzhu (GV 12) for children

Moxibustion au point Shen-zhu pour les enfants

Прижигание в точке Шэнь-чжу для детей

La moxibustión en Shenzhu (DU 12) para niños

الكي على عمود الأطفال

第五章

Chapter V

Chapitre V

Глава V

Capítulo V

الفصل الخامس

第五章

Chapter V

Chapitre V

Глава V

Capítulo V

الفصل الخامس

在端午节，中国有插艾的习俗，以艾插于门眉，悬于堂中，或用艾叶制成人形或虎形，用以驱瘴气（图 5-8）。

At Dragon Boat Festival (On the fifth day of the fifth month in Chinese lunar calendar), it is a Chinese custom to hang wormwood, often made into the shape of a man or tiger, at the door or in the hall to drive away evils.

La coutume chinoise veut que le moxa, à qui on donne une forme humaine ou une forme de tigre, soit inséré dans au fronton de la porte ou suspendu dans le hall pour protéger des maladies au moment du Festival des bateaux-dragons, appelé《fête du double 5》.

Это китайская традиция в праздник Дуаньу: вставлять полыни в виде человека или тигра на двери или в комнате, чтобы избыть беса

Es la costumbre china que la moxa, a menudo hecha en forma humana o de tigre, se inserta en la ceja de la puerta o se cuelga en el pasillo para conducir miasma en el Festival de Bote de Dragón.

في مهرجان قوارب التنين (في اليوم الخامس من الشهر الخامس في التقويم القمري الصيني) ، من العادات الصينية تعليق خشب الشيح ، غالبًا ما يكون على شكل رجل أو نمر ، عند الباب أو في القاعة لإبعاد الشرور.

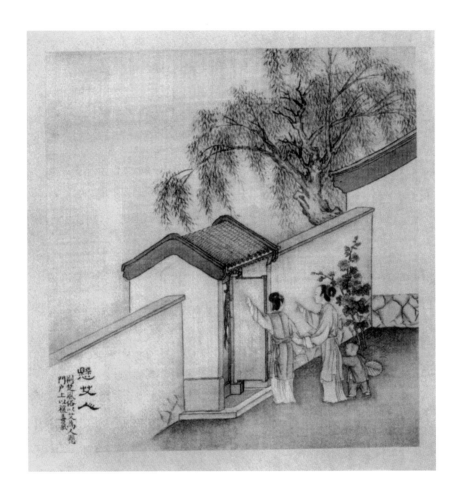

图 5-8　端午悬艾人

Hang man-shaped wormwood at Dragon-Boat Festival

Suspendre Moxa en forme humaine au festival des bateaux-dragons

Висячие полыни на Фестивале Лодок-Драконов (Дуаньу)

Suspender moxa en forma de humano en Festival de Bote de Dragón

تعليق خشب الشيح شكل الانسان في مهرجان قوارب التنين

第五章

Chapter V

Chapitre V

Глава V

Capítulo V

الفصل الخامس

冬病夏治三伏贴是在初伏、中伏、末伏选取特定的穴位进行贴敷的疗法，对于体质虚寒者有较好的保健作用（图 5-9）。

This treatment involves the use of herbal plaster to certain acupoints at each of the three stages of Sanfu Period, a Chinese term meaning the hottest days in a year which are divided into three stages and usually last for 30 to 40 days from mid of July to the end of August. It is effective for patients with deficiency cold.

Ce traitement fait référence à l'usage d'onguents et à des points d'acupuncture spéciaux durant chacune des trois phases de la période caniculaire. Il a un effet très bénéfique pour les patients présentant une constitution de froid.

Лечение зимних болезней в самые жаркие дни лета-это метод, использующий лекарственные пластыри на конкретные точки акупунктуры в три декады максимальной летней жары-первая, вторая и третья декада. Он очень эффективно для людей со слабой конституцией.

Tratamiento de enfermedades de invierno en verano con yeso a base de hierbas en los días caniculares se refiere a un tipo de terapia de enlucido en puntos acupuntura especiales en el primer, segundo y último período canicular. Tiene un efecto de salud superior para los pacientes con ondición de deficiencia de frío.

يتضمن هذا العلاج استخدام الجص العشبي لبعض نقاط الوخز في كل مرحلة من المراحل الثلاث من فترة سانفو ، وهو مصطلح صيني يعني الأيام الأكثر سخونة في السنة والتي تنقسم إلى ثلاث مراحل وعادة ما تستمر لمدة 30 إلى 40 يومًا من منتصف يوليو إلى نهاية أغسطس. إنه فعال لأمراض ين.

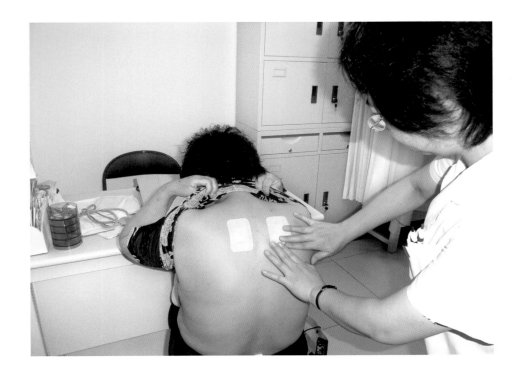

图 5-9　冬病夏治三伏贴

Treatment of winter diseases with herbal plaster on dog days

Traitement des maladies hivernales en été avec des onguents à base de plantes lors de la période caniculaire

Лечение зимних болезней летом

Tratamiento de enfermedades de invierno en verano con yeso a base de hierbas en el periodo canicular

علاج أمراض الشتاء بالجص العشبي في الصيف

第五章

Chapter V

Chapitre V

Глава V

Capítulo V

الفصل الخامس

捏脊通过连续捏拿脊柱及两侧的肌肤,刺激相关的脏腑经络腧穴,以防治疾病(图 5-10)。

Continuously pinch and grasp the skin and muscles on both sides of the spine for stimulation of related internal organs, meridians and acupoints for the purpose of preventing and treating diseases.

En pinçant continuellement la peau de la colonne vertébrale et des deux côtés, stimuler les organes et les méridiens associés pour prévenir les maladies.

Воздействовать на позвоночнике при болевых синдромах для стимулирования соответствующих внутренних органов и меридианов, чтобы предотвращения болезни.

Al pellizcar continuamente la piel de la columna vertebral y de ambos lados, estimula los órganos, meridianos y puntos de acupuntura relacionados para prevenir enfermedades.

تدليك العمود الفقري وجانبي الجلد باستمرار لتحفيز نقاط جينغلوه لأعضاء الحشا لوقاية من المرض .

第五章

Chapter V

Chapitre V

Глава V

Capítulo V

الفصل الخامس

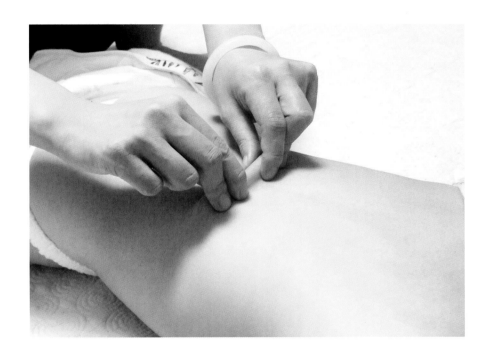

图 5-10　捏脊

Chiropractic

Chiropratique

Мануальная терапия

Terapia de Nieji（quiropráctica）

تدليك العمود الفقري

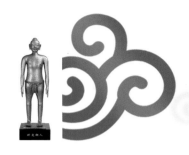

第六章　中医针灸的传承代表

Chapter VI　Representative Inheritors of Acupuncture and Moxibustion of TCM

Chapitre VI　Représentants du Patrimoine de l'Acupuncture de MTC

Глава VI　Представители наследования Акупунктуры и прижигания традиционной китайской медицины

Capítulo VI　Representantes de herencia de Acupuntura y Moxibustión de la MTC

الفصل السادس   ممثلو الوراثة الوخز بالإبر والتشييح من الطب الصيني التقليدي

第六章

Chapter VI

Chapitre VI

Глава VI

Capítulo VI

الفصل السادس

在现代中医针灸的传承中,涌现出一批中医针灸杰出的代表性传承人。国家级代表性传承人有王雪苔、贺普仁、石学敏、田从豁、郭诚杰、李鼎、张缙,世界级代表性传承人有程莘农、贺普仁、郭诚杰、张缙。

In the modern inheritance of acupuncture and moxibustion of TCM, a group of outstanding representatives have emerged. National-level representative inheritors are Wang Xuetai, He Puren, Shi Xuemin, Tian Conghuo, Guo Chengjie, Li Ding and Zhang Jin, and representative inheritors recognized by UNESCO are Cheng Xin-nong, He Puren, Guo Chengjie and Zhang Jin.

Dans notre temps, il émerge un grand nombre d'excellents héritiers représentatifs de l'acupuncture de MTC. Les héritiers représentatifs du niveau national sont Wang Xuetai, He Puren, Shi Xuemin, Tian Conghuo, Guo Chengjie, Li Ding, Zhang Jin, les héritiers représentatifs du niveau mondial sont Cheng Xinnong, He Puren, Guo Chengjie, et Zhang Jin.

Представители наследования Акупунктуры и прижигания традиционной китайской медицины национального уровня: Ван Сюетай, Хэ Пужэнь, Ши Сюеминь, Тянь Цунхо, Го Чэнцзе, Ли Дин, Чжан Цзинь; мирового уровня: Чэн Шэньнун, Хэ Пужэнь, Го Чэнцзе, Чжан Цзинь.

En nuestro tiempo, surge un gran número de excelentes herederos representativos de acupuntura y moxibustión de la MTC. Los herederos representativos a nivel nacional son: Wang Xuetai, He Puren, Shi Xuemin, Tian Conghuo, Guo Chengjie, Li Ding y Zhang Jin, y los herederos representativos de clase mundial incluyen: Cheng Xinnong, He Puren, Guo Chengjie y Zhang Jin.

في وراثة الطب الصيني للوخز بالإبر والكي الحديث، ظهرت مجموعة من الممثلين البارزين. والورثة الممثلون على المستوى الوطني هم : وانغ شويتس، وهي بوتن، وشي شيومين، وتيان كونغزانغ، وقوه تشنغ جي، ولي دونغ، وتشانغ وي ، وممثلو بالمستوى العالمي هم : تشنغ يانون، وهو بيورن، وقوه تشنغ جي، وتشانغ وي .

第六章

Chapter VI

Chapitre VI

Глава VI

Capítulo VI

الفصل السادس

王雪苔，中国中医科学院教授，副院长，长期从事中医针灸学、中医文献学、中国医学史等学科研究，为腧穴名称国际标准化工作做出了杰出贡献（图 6-1）。

Wang Xuetai, Professor and Vice President of CACMS, devoted himself to the academic researches on acupuncture and moxibustion, philology of TCM and Chinese medical history and made outstanding contributions to the international standardization on nomenclature of acupuncture points.

Wang Xuetai, professeur, Vice-Président de l'Académie Chinoise des Sciences Médicales Chinoises, est engagé à long terme dans la recherche sur l'acupuncture de médecine traditionnelle chinoise, la littérature sur la médecine traditionnelle chinoise, l'histoire médicale chinoise etc., et a apporté une contribution exceptionnelle à la normalisation internationale des noms de points d'acupuncture.

Ван Сюетай, профессор, вице-президент Китайской академии наук традиционной китайской медицины, занимается иглоукалыванием и прижиганием китайской медицины, литературой китайской медицины и историей китайской медицины, внёс выдающийся вклад в международную стандартизацию по названию акупунктурных точек.

Wang Xuetai, Profesor y vicepresidente de la Academia China de Ciencias Médicas Chinas, se dedica a la investigación a largo plazo sobre Acupuntura y Moxibustión de la MTC, literatura de medicina china, historia médica china y otras disciplinas, y ha hecho contribuciones sobresalientes a la estandarización internacional de los nombres de puntos de acupuntura.

الأستاذ وانغ تشيوبه تاي نائب رئيس الاكاديمية الصينية للطب الصينى التقليدى منذ فترة طويلة فى دراسة الوخز بالابر الطبى الصينى وأدب الطب الصينى والتاريخ الطبى الصينى والتخصصات الاخرى وقدم اسهامات بارزة فى تنظيم أسماء النقاط الدولية.

第六章

Chapter VI

Chapitre VI

Глава VI

Capítulo VI

الفصل السادس

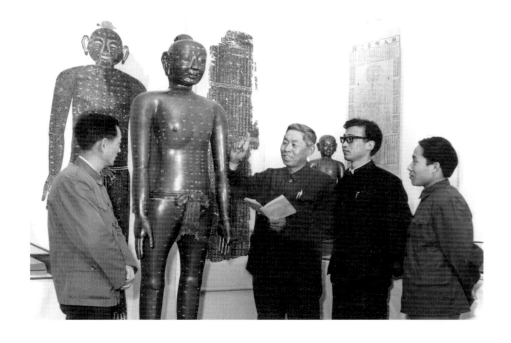

图 6-1　王雪苔

Wang Xuetai

Wang Xuetai

Ван Сюетай

Wang Xuetai

وانغ شيويه تاي

第六章

Chapter VI

Chapitre VI

Глава VI

Capítulo VI

الفصل السادس

贺普仁，首都医科大学北京中医医院主任医师，全国名老中医、首届国医大师，创立了独具特色的"贺氏针灸三通法"（图 6-2）。

He Puren, Chief Physician of Beijing TCM Hospital Affiliated to Capital Medical University, honored Famous and Experienced TCM Doctor and First-named Master of TCM at national level. He founded Dr. He's Santong Method (three ways to clear obstruction) of Acupuncture and Moxibustion.

He Puren, médecin en chef de l'Hôpital de Médecine Traditionnelle Chinoise de Beijing de l'Université Médicale de la Capitale, célèbre médecin de médecine traditionnelle chinoise et maître du niveau national de médecine traditionnelle chinoise de premier lot. Il a créé l'unique «méthode d'acupuncture à trois voies».

Хэ Пужэнь, главный врач Больницы китайской медицины Пекинского столичного медицинского университета, известный опытный врач традиционной китайской медицины и первый Мастер китайской медицины, основал уникальный «тройной метод иглоукалывания Хэ».

He Puren, médico jefe del Hospital de Medicina Tradicional China de Beijing de la Universidad Medical Capital, Médico senior de la medicina china mas conocido en el país y el primer maestro de la MTC, creó el exclusivo "tres métodos de acupuntura de Nombre He".

خه بو رن ، '' طبيب رئيسي في مستشفى بكين للطب الصيني التابع لجامعة العاصمة الطبية ، بتكريم دكتور الطب الصيني التقليدي المشهور وذوي الخبرة والماجستير الأول في الطب الصيني التقليدي على المستوى الوطني. أسس طريقة الدكتور هي سانتونج (ثلاث طرق لإزالة الانسداد) للوخز بالإبر والكي.

第六章

Chapter VI

Chapitre VI

Глава VI

Capítulo VI

الفصل السادس

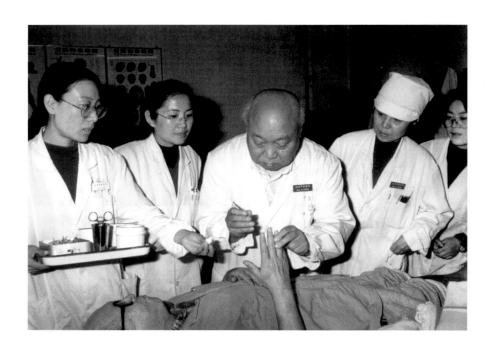

图 6-2　贺普仁

He Puren

He Puren

Хэ Пужэнь

He Puren

خه بو رن

第六章

Chapter VI

Chapitre VI

Глава VI

Capítulo VI

الفصل السادس

石学敏，天津中医药大学教授，中国工程院院士，国医大师，创立了"醒脑开窍"针刺法，为中风病开辟了规范的针灸诊疗方案（图6-3）。

Shi Xuemin, Professor of Tianjin University of Traditional Chinese Medicine, Academician of Chinese Academy of Engineering, Great Master of TCM, founded the needling method of restoring consciousness and inducing resuscitation.

Shi Xuemin, professeur de l'Université de Médecine Traditionnelle Chinoise de Tianjin, académicien de l'Académie Chinoise d'Ingénierie et maître du niveau national en médecine traditionnelle chinoise. Il a fondé la méthode d'acupuncture 《Xingnao Kaiqiao》, qui a ouvert un plan de traitement d'acupuncture standardisé pour l'AVC.

Ши Сюеминь, профессор Тяньцзиньского университета традиционной китайской медицины, академик китайской инженерной академии, Мастер китайской медицины, создал метод иглоукалывания "пробуждения мозга" и открыл стандартный курс иглотерапии для инсульта.

Shi Xuemin, Profesor de la Universidad de Medicina Tradicional China de Tianjin, Académico de la Academia China de Ingeniería, Maestro del nivel nacional de MTC, creó el método de acupuntura "Xingnao Kaiqiao" (estimular el orificio del cerebro para despertar la mente) y abrió un plan estandarizado de tratamiento y diagnóstico de acupuntura para el accidente cerebrovascular.

شى شيوبه مين ، الاستاذ بجامعة تيانجين للطب الصينى التقليدى وعضو الاكادمية الصينية للهندسة و دكتور الطب الصينى التقليدي المشهور . أسّس طريق العلاج بالإبر" للاستيقاظ وفتح المخ " التى فتحت برنامجا موحدا لعلاج الوخز بالابر لمرض السكتة الدماغية.

第六章

Chapter VI

Chapitre VI

Глава VI

Capítulo VI

الفصل السادس

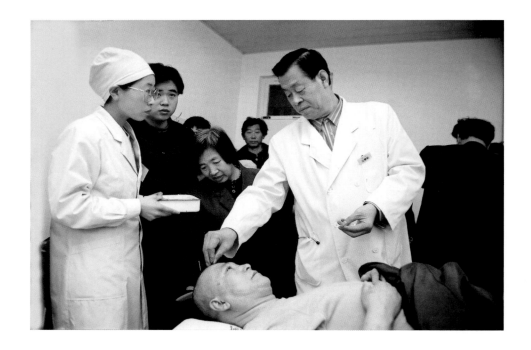

图 6-3　石学敏

Shi Xuemin

Shi Xuemin

Ши Сюеминь

Shi Xuemin

شي شيويه مين

第六章

Chapter VI

Chapitre VI

Глава VI

Capítulo VI

الفصل السادس

田从豁，中国中医科学院主任医师，全国名老中医，擅长冬病夏治，研制的"冬病夏治消喘膏"对慢性气管炎和哮喘的防治发挥了重要作用（图6-4）。

Tian Conghuo, Chief Physician of CACMS, honored Famous and Experienced TCM Doctor at national level, is good at treating winter diseases in summer time and invented the Xiaochuangao (Asthma-Removing Syrup), which is for winter ills in summer and very effective in preventing and treating chronic bronchitis and asthma.

Tian Conghuo, médecin en chef de l'Académie Chinoise des Sciences Médicales Chinoises, célèbre médecin de médecine traditionnelle chinoise, est spécialisé dans le traitement des maladies hivernales et de l'été. La Pâte de traitement d'élimination de l'asthme du traitement des maladies d'hiver en été a joué un rôle important dans la prévention et le traitement de la bronchite chronique et de l'asthme.

Тянь Цунхо, главный врач Китайской академии наук традиционной китайской медицины, известный опытный врач традиционной китайской медицины, хорошо разбирается в лечении зимних болезней в летние дни, и разработанная им 《Летняя противоастматическая паста》сыграла важную роль в профилактике и лечении хронического бронхита и астмы.

Tian Conghuo, médico jefe de la Academia China de Ciencias Médicas Chinas, Médico senior de la medicina china mas conocido en el país. Él tiene mucha experiencia tratar la enfermedad sufrido de invierno en verano. Inventó"Crema antiasmática para enfermedades de invierno y tratamientos de verano". La crema desempeña un papel importante en la prevención y el tratamiento de la bronquitis crónica y el asma.

تيان تسونغ هوه، طبيب رئيسي في الاكادمية الصينية لطيب الطب الصيني التقليدى ،ودكتور الطب الصيني التقليدي المشهور في بلادنا والجيد فى العلاج الصيفى للامراض الشتوية . اخترع " شراب مركزللربو –– العلاج الصيفى للامراض الشتوية " التي تلعب دورا هاما على علاج التهاب الشعب الهوائية المزمن والوقاية من الربو.

第六章

Chapter VI

Chapitre VI

Глава VI

Capítulo VI

الفصل السادس

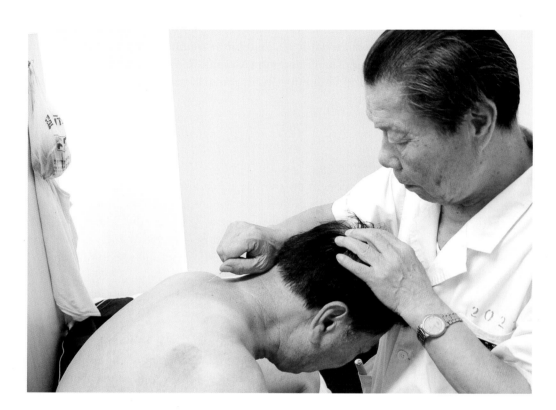

图 6-4　田从豁

Tian Conghuo

Tian Conghuo

Тянь Цунхо

Tian Conghuo

تيان تسونغ هو

第六章

Chapter VI

Chapitre VI

Глава VI

Capítulo VI

الفصل السادس

郭诚杰，陕西中医药大学主任医师，全国名老中医，国医大师，在针药结合治疗乳腺疾病方面形成了自己独特的学术思想（图 6-5）。

Guo Chengjie, Chief Physician of Shaanxi University of Chinese Medicine, honored Famous and Experienced TCM Doctor and Great Master of TCM at national level. He formed unique academic thoughts in treating breast diseases with combined treatment of acupuncture-moxibustion and herbal medicine.

Guo Chengjie, médecin en chef de l'Université de Médicine Chinoise de Shaanxi, célèbre médecin de médecine traditionnelle chinoise, maître du niveau national en médecine traditionnelle chinoise. Il a formé ses propres réflexions académiques sur le traitement des maladies du sein par l'intégration de l'acupuncture et du médicament.

Го Чэнцзе, главный врач Шэньсийского университета китайской медицины, известный опытный врач традиционной китайской медицины, первый Мастер китайской медицины, сформировал свою уникальную научную идею в области сочетания иглоукалывания и лекарств для лечения заболеваний молочной железы.

Guo Chengjie, médico jefe de la Universidad de Medicina China de Shaanxi, Médico senior de la medicina china mas conocido en el país, y un maestro del nivel nacional de la medicina china, ha formado sus propios pensamientos académicos sobre el tratamiento de enfermedades de la mama con la acupuntura y medicina.

قوه تشنغ جيه ، كبير الأطباء في جامعة الطب الصيني بشان سي ، بتكريم دكتور الطب الصيني التقليدي الشهير وذوي الخبرة والماجستير العظيم في الطب الصيني التقليدي على المستوى الوطني. قام بتكوين أفكار أكاديمية فريدة في علاج أمراض الثدي مع العلاج المشترك للوخز بالإبر والكي وطب الأعشاب.

第六章

Chapter VI

Chapitre VI

Глава VI

Capítulo VI

الفصل السادس

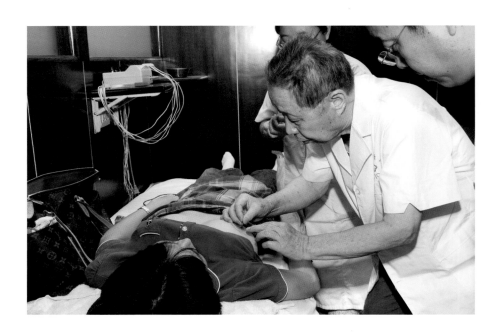

图 6-5　郭诚杰

Guo Chengjie

Guo Chengjie

Го Чэнцзе

Guo Chengjie

قوه تشنغ جيه

李鼎，上海中医药大学教授，上海市名中医，临床上将现代解剖学和传统经穴联系，提出了"调气治神"的针灸治疗原则（图6-6）。

Li Ding, Professor of Shanghai University of Traditional Chinese Medicine, Famous TCM Doctor of Shanghai City, has connected modern anatomy to traditional theory of meridian-acupoint in clinical practice, and proposed the principle of regulating qi and restoring vital energy in treatment.

Li Ding, professeur de l'Université de Médecine Traditionnelle Chinoise de Shanghai, célèbre médecin de médecine traditionnelle chinoise de Shanghai. Il relie cliniquement l'anatomie moderne aux points méridiens traditionnels et met en avant le principe de l'acupuncture et du traitement de moxibustion pour «régulariser le qi et guérir l'esprit».

Ли Дин, профессор Шанхайского университета традиционной китайской медицины, известный специалист китайской медицины в Шанхае, клинически связывает современную анатомию с традиционной теорией меридианаов, излагает принцип иглотерапии «Регулирования дыхания и духа».

Li Ding, Profesor de la Universidad de Medicina Tradicional China de Shanghai, Médico Famoso de la medicina china en Shanghái, ha presentado el principio del tratamiento de acupuntura y moxibustión para "regular el qi y curar la mente" por medio de conectar clínicamente la anatomía moderna con los puntos meridianos tradicionales.

لى دينغ، الاستاذ بجامعة شانغهاى للطب الصينى التقليدى وممارس الطب الصينى الشهير فى شانغهاى ، الذى ربط سريريا علم التشريح الحديث بالنقاط التقليدية ، اقترح مبدأ الوخز بالابر بموضوع التنظيم تشي واستعادة الطاقة الحيوية في العلاج.

第六章

Chapter VI

Chapitre VI

Глава VI

Capítulo VI

الفصل السادس

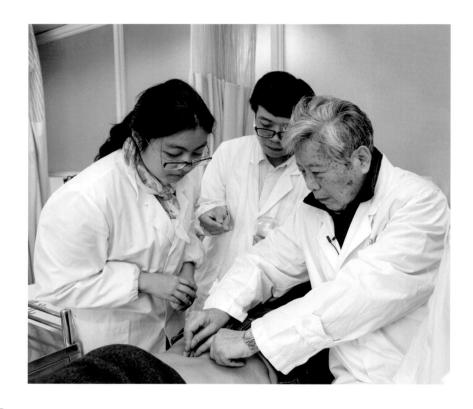

图 6-6 李鼎

Li Ding

Li Ding

Ли Дин

Li Ding

لي دينغ

第六章

Chapter VI

Chapitre VI

Глава VI

Capítulo VI

الفصل السادس

张缙，黑龙江省中医研究院主任医师，全国名老中医，系统研究循经感传规律，从七个方面对针刺手法进行了规范化研究（图 6-7）。

Zhang Jin, Chief Physician of Heilongjiang Provincial Academy of Traditional Chinese Medicine, honored Famous and Experienced TCM Doctor at national level, made a systemactic study of the law of sensory transmission along meridians, and standardized acupuncture manipulation from seven perspectives.

Zhang Jin, médecin en chef de l'Institut de Recherche de Médecine Traditionnelle Chinoise de la province du Heilongjiang, célèbre médecin de médecine traditionnelle chinoise. Il a systématiquement étudié les règles de transmission des méridiens et mené des recherches standardisées sur l'acupuncture sous sept aspects.

Чжан Цзинь, главный врач, директор Института традиционной китайской медицины провинции Хэйлунцзян, известный опытный врач традиционной китайской медицины, систематически изучал закономерности прохождения иглоукалывания по семи направлениям, осуществил нормативное исследование о методах иглоукалывания по семи аспектам.

Zhang Jin, médico jefe de la Academia de Medicina Tradicional China de Heilongjiang, Médico senior de la medicina china mas conocido en el país, estudie sistemáticamente las reglas de transmisión de meridianos y realice investigaciones estandarizadas sobre acupuntura desde siete aspectos.

تشانغ جين، طبيب رئيسي في معهد الطب الصيني التقليدى فى مقاطعة هيلونغ جيانغ ، بتكريم دكتور الطب الصيني التقليدي الشهير ، أجرى دراسة منهجية لقانون النقل الحسي على طول التنوات، والتلاعب القياسي بالوخز بالإبر من سبع وجهات نظر.

第六章

Chapter VI

Chapitre VI

Глава VI

Capítulo VI

الفصل السادس

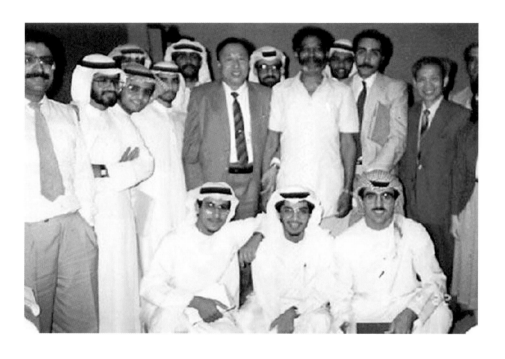

图 6-7　张缙

Zhang Jin

Zhang Jin

Чжан Цзинь

Zhang Jin

تشانغ جين

第六章

Chapter VI

Chapitre VI

Глава VI

Capítulo VI

الفصل السادس

程莘农，中国中医科学院首席研究员，中国工程院院士，国医大师，创立了"理法方穴术"针灸辨证体系和"程氏三才针法"（图6-8）。

Cheng Xinnong, Chief Researcher of CACMS, Academician of Chinese Academy of Engineering, Great Master of TCM, created a system of thinking in syndrome differentiation and treatment with acupuncture and moxibustion which requires conformance in theory, principle, prescription, acupoint selection and manipulation and also founded Dr. Cheng's Sancai Needling Method (needling manipulation at three layers).

Cheng Xinnong, chercheur en chef de l'Académie Chinoise des Sciences Médicales Chinoises, académicien de l'Académie Chinoise d'Ingénierie et maître du niveau national en médecine traditionnelle chinoise. Il a mis en place un 《système de différenciation du syndrome de l'acupuncture et de la moxibustion》et la 《méthode d'acupuncture Chengshi Sancai》.

Чэн Шэньнун, главный научный сотрудник Китайской академии наук традиционной китайской медицины, академик Китайской инженерной академии, Мастер китайской медицины, создал диалектическую систему распознавания иглоукалывания 《Ли Фа Фан Сюе Шу》и 《Метод тройного иглоукалывания Чэнши》.

Cheng Xinnong, investigador jefe de la Academia China de Ciencias Médicas Chinas, académico de la Academia China de Ingeniería y maestro del nivel nacional de la MTC, estableció el "sistema de diferenciación del síndrome de la acupuntura y la moxibustión" y el "método de acupuntura Chengshi Sancai".

تشنغ سين نونغ ، باحث أولي الاكاديمية الصينية للطب الصيني التقليدى وعضو الاكاديمية الصينية للهندسة ،وخبير الطب الصيني التقليدي على المستوى الوطني. أنشأ "نظام التفكير في تمايز المتلازمة باستخدام الوخز بالإبر والكي"، الذي جمع بين والنظرية والمبدأ والوصفات الطبية واختيار نقطة الوخز والممارسة. و" طريقة سان تساى — الوخز على ثلاث مستويات ".

第六章

Chapter VI

Chapitre VI

Глава VI

Capítulo VI

الفصل السادس

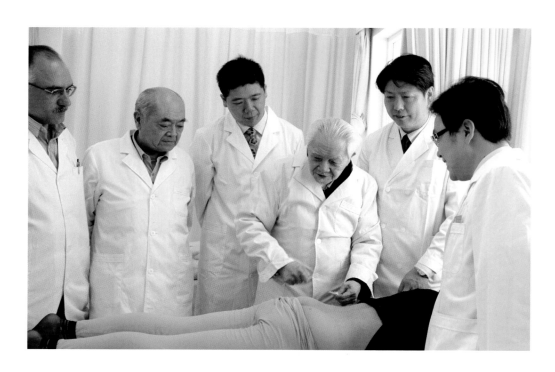

图 6-8　程莘农

Cheng Xinnong

Cheng Xinnong

Чэн Шэньнун

Cheng Xinnong

تشنغ سين نونغ

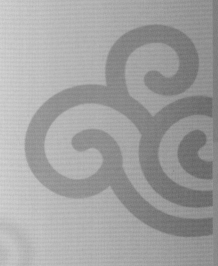

第六章

Chapter VI

Chapitre VI

Глава VI

Capítulo VI

الفصل السادس

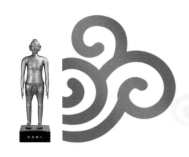

第七章　中医针灸的现代发展

Chapter Ⅶ　Modern Development of Acupuncture and Moxibustion of TCM

Chapitre Ⅶ　Développement Moderne de l'Acupuncture-Moxibustion de MTC

Глава Ⅶ　Современное развитие акупунктуры и прижигания традиционной китайской медицины

Capítulo Ⅶ　Desarrollo moderno de Acupuntura y Moxibustión de la MTC

الفصل السابع   التطور الحديث للوخز بالإبر والتشييح للطب الصيني

第七章

Chapter VII

Chapitre VII

Глава VII

Capítulo VII

الفصل السابع

近现代以来，中医针灸在继承传统的基础上，注重与现代科学结合，医疗、教育、科研等方面得到了全面发展，国内外影响力日益扩大（图 7-1）。

The contemporary age witnesses constant advancement of acupuncture and moxibustion of TCM in an all-round way including medical services, education and research by integrating traditional knowledge with modern sciences and its international influence keeps growing.

Aujourd'hui, l'acupuncture et la moxibustion, grâce à la combinaison de la tradition et de la science moderne se développent et se répandent largement dans les domaines comme médecine, éducation, et recherche scientifique. Leur influence ne cesse de croître dans le monde entier.

В настоящее время акупунктура и прижигание традиционной китайской медицины тесно сотрудничают с современной наукой на основе продолжения традиции, в результате чего достигнуты всесторонние достижения в области медицы, образования и научных исследований, и постепенно расширяется его влияние за рубежом.

La era contemporánea es testigo del avance constante de la acupuntura y la moxibustión de la MTC, mediante la integración del conocimiento tradicional con las ciencias modernas, en múltiples aspectos, incluidos los servicios médicos, la educación y la investigación. Su influencia internacional sigue creciendo.

يشهد العصر المعاصر تقدمًا مستمرًا في الوخز بالإبر والكي في الطب الصيني التقليدي بطريقة شاملة بما في ذلك الخدمات الطبية والتعليم والبحث من خلال دمج المعرفة التقليدية مع العلوم الحديثة وتأثيرها الدولي آخذ في الازدياد.

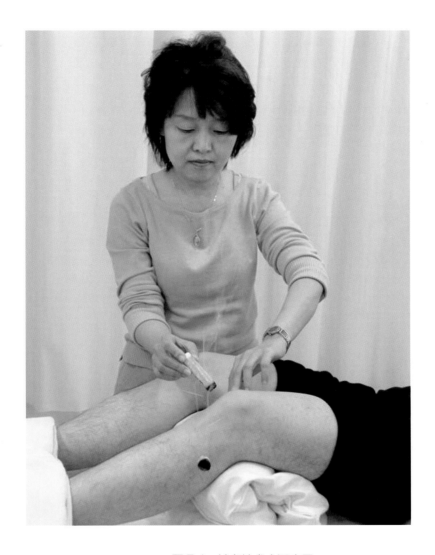

第七章

Chapter VII

Chapitre VII

Глава VII

Capítulo VII

الفصل السابع

图 7-1　针灸技术广泛应用

Wide use of acupuncture and moxibustion

Usage généralisé de l'acupuncture

Широкое применение технологии иглоукалывания и прижигания

La tecnología de la acupuntura es ampliamente utilizada

استخدام واسعا لتقنية الوخز بالإبر

第七章

Chapter VII

Chapitre VII

Глава VII

Capítulo VII

الفصل السابع

全国综合医院、专科医院、社区中心、中医门诊部等医疗机构基本开设了针灸专科或提供针灸服务。

Department or service of acupuncture and moxibustion is available in most of China's general hospitals, specialized hospitals, community health centers, TCM clinics and other medical institutions.

Les hôpitaux généraux, les hôpitaux spécialisés, les centres médicales de communauté, les dispensaires de médecine traditionnelle chinoise, etc. ont généralement ouvert le service spécialisé de l'acupuncture-moxibustion ou fournir le service de l'acupuncture et de la moxibustion.

В настоящее время в медицинских учреждениях по всей стране предоставляют услуги по акупунктуре, таких как больницы общего профиля, специализированные больницы, общественные центры и клиники традиционной китайской медицины.

El departamento o servicio de la acupuntura y moxibustión está disponible en la mayoría de los hospitales generales, hospitales especializados, centros de salud comunitarios, clínicas de MTC y otras instituciones médicas de China.

المستشفيات الوطنية العامة والمستشفيات المتخصصة والمراكز المجتمعية والعيادات الخارجية للطب الصيني وغيرها من المؤسسات الطبية فتحت أساسا تخصص الوخز بالإبر أو قدّمت خدمات الوخز بالإبر.

全国中医药高等院校基本设立了针灸推拿学院，高职高专院校开设了针灸推拿专业，为社会培养了一大批针灸实用人才（图7-2）。

Most of China's TCM universities have colleges of acupuncture-moxibustion and Tuina, and higher vocational colleges have the major of Acupuncture-Moxibustion and Tuina Therapy with a view to making competent acupuncturists and massage therapists out of the students.

Des instituts d'acupuncture, de moxibustion et de Tuina de médecine traditionnelle chinoise ont été essentiellement établi dans les universités de MTC du pays. Des cours d'acupuncture, de moxibustion et de Tuina ont été programmés dans les instituts professionnels supérieurs pour former un grand nombre de professionnels de l'acupuncture pour la société.

Почти во всех высших учебных заведениях китайской медицины в стране учреждены итституты по акупунктуре для подготовки специалистов по акупунктуре.

Las universidades y los colegios nacionales de la medicina china se han establecido básicamente en facultad de Acupuntura-Moxibustión y Tuina, y los cursos de acupuntura-moxibustión y Tuina se han programado en los institutos profesionales superiores para capacitar a un gran número de profesionales de acupuntura y moxibustión para la sociedad.

وقد أنشأت كليات الطب الصينية الوطنية والجامعات أساسا كلية الوخز بالإبر والتدليك ، وفتحت تخصص الوخز بالإبر الكليات المهنية العليا اتجاه الوخز بالإبر، والتي دربت عددا اكبير من الموظفين العمليين للوخز بالإبر للمجتمع .

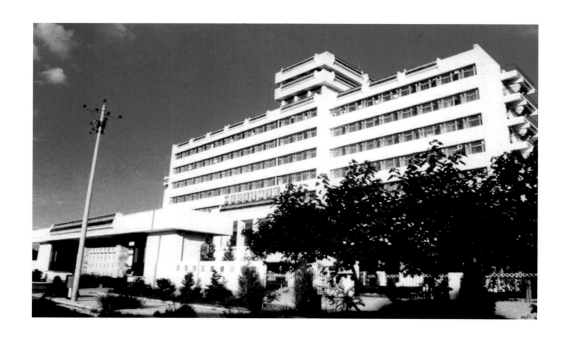

图 7-2　北京针灸骨伤学院原貌

The former Beijing College of Acupuncture-Moxibustion and Orthopaedics-Traumatology

Apparence originale de l'Institut d'Acupuncture et d'Orthopédie de Beijing

Первоначальный вид Пекинского института иглоукалывания и прижигания для травматологии

Aspecto original de Instituto de Acupuntura y Ortopedia-Traumatología de Beijing

المظهر الأصلي لمعهد علم العظام والكسور بالوخز بالإبر بيكين

针刺麻醉是依据经络、脏腑基本理论和针刺镇痛效应，以针刺穴位为主，辅助少量药物，使患者能在清醒状态下接受手术治疗的一种麻醉方法（图 7-3）。

On the basis of meridians and zang-fu organ theories as well as the pain relieving effect, acupuncture anesthesia is a kind of anesthetic method by needling at acupoints with little assistance of medication, enabling a patient to receive surgical treatment under conscious state.

L'anesthésie par acupuncture est une méthode anesthésique basée sur la théorie fondamentale des méridiens, des viscères et des principes de l'acupuncture, par le traitement des points d'acupuncture, ne nécessitant qu'une très faible quantité de médicaments, permettant aux patients de subir une intervention chirurgicale en restant éveillés.

Акупунктурная анестезия, основанная на теории меридианов, теории органов и анальгетическом эффекте иглоукалывания, представляет собой метод анестезии, в котором применялась Акупунктурная анестезия с небольшим количеством лекарственного средства, поэтому пациенты могут проходить хирургическое лечение в трезвом состоянии.

La anestesia de la acupuntura, basada en la teoría del meridiano y el Zang-Fu y el efecto analgésico de la acupuntura, es un método de anestesia en el que la acupuntura en acupuntos con menos asistencia de medicación aplicada para que los pacientes puedan aceptar el tratamiento de la operación en estado de vigilia.

على أساس القنوات ونظريات أعضاء زانغ–فو بالإضافة إلى تأثير تخفيف الآلام ، فإن التخدير بالوخز بالإبر هو نوع من طرق التخدير عن طريق الوخز بالإبر في نقاط الوخز مع القليل من المساعدة من الأدوية ، مما يتيح للمريض تلقي العلاج الجراحي في حالة وعي.

第七章

Chapter Ⅶ

Chapitre Ⅶ

Глава Ⅶ

Capítulo Ⅶ

الفصل السابع

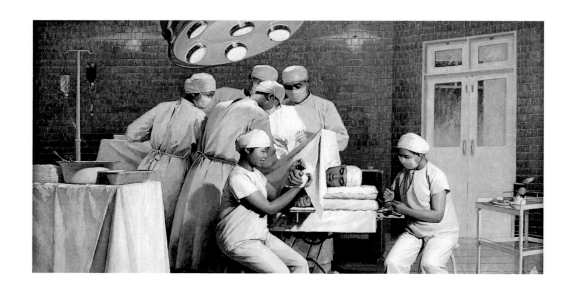

图 7-3 针刺麻醉

Acupuncture anesthesia

L'Anesthésie par acupuncture

Акупунктурная анестезия

La anestesia de la acupuntura

التخدير بالوخز بالإبر

第七章

Chapter VII

Chapitre VII

Глава VII

Capítulo VII

الفصل السابع

自电针仪在针刺麻醉中运用之后，发展迅速，在临床、科研得到了广泛的应用。这是在临床上使用的针刺手法针疗仪，实现了将电刺激疗法与针刺手法相结合（图7-4）。

After the application of electroacupuncture apparatus in acupuncture anesthesia, there has been a rapid growth and wide use in clinical and scientific research. This new acupuncture tool ideally combines electric stimulation with acupuncture manipulation.

L'appareil d'électro-acupuncture utilisé en anesthésie par acupuncture est largement utilisé dans la pratique clinique et dans les études expérimentales.Ce nouvel outil d'acupuncture combine idéalement l'électrostimulation et les traitements manuels d'acupuncture.

После применения в акупунктурной анестезии электроакупунктурная аппаратура получила быстрое развитие и начала широко использоваться не только в клинической практике, но и в экспериментальных исследованиях. Это новое изобретение, называемая аппаратная акупунктура в клинической практике, которая идеально сочетает в себе электростимуляцию и иглоукалывание.

Después de su aplicación en la anestesia de acupuntura, el aparato de electro-acupuntura está bien desarrollado tanto en la práctica clínica como en la investigación experimental. Se trata de un nuevo invento llamado aparato terapéutico de la técnica de acupuntura en la práctica clínica que combina perfectamente la terapia de estimulación eléctrica y la manipulación de acupuntura.

تطورت أداة الوخز بالإبر الكهربائية سريعاً بعد استخدامها في تخدير الوخز بالإبر ، واستخدمت على نطاق واسع في الأبحاث السريرية والعلمية. تجمع أداة الوخز بالإبر الجديدة هذه بشكل مثالي بين التحفيز الكهربائي والممارسة بالوخز بالإبر.

第七章

Chapter VII

Chapitre VII

Глава VII

Capítulo VII

الفصل السابع

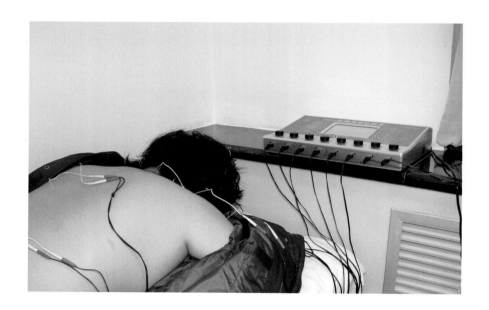

图 7-4　电针仪

Electro-acupuncture apparatus

Électro-acupuncture

Электроакупунктурный аппарат

Aparatos de electro-acupuntura

جهاز الوخز بالإبر الكهربائية

第七章

Chapter VII

Chapitre VII

Глава VII

Capítulo VII

الفصل السابع

中国连续设立针灸学科重大研究项目，在经穴功能、作用机制、临床研究等方面取得了一系列成绩（图 7-5）。

China keeps supporting major research projects on acupuncture and moxibustion, and considerable achievements have been made in functions of meridians and acupoints, mechanism, clinical practice and other aspects.

La Chine a établi en continu des projets de recherche importante de la discipline d'acupuncture, et a obtenu une série de succès en terme de fonctions des points et des méridiens, du mécanisme d'effet, de la recherche clinique, etc.

В Китае последовательно проводятся крупные научно-исследовательские проекты по акупунктуре и прижиганию, также достигнуты достижения в таких областях, как функция меридиана, механизм действия, клиническое исследование.

China ha establecido sucesivamente importantes proyectos de investigación en la disciplina de la acupuntura, y ha logrado una serie de logros en función de meridianos, mecanismo, investigación clínica y otros aspectos.

وقد اقامت الصين باستمرار مشروعات بحثية كبرى فى مجال الوخز بالابر وحققت سلسلة من الانجازات فى هذه وظيفة النقاط وآلية العمل والابحاث السريرية.

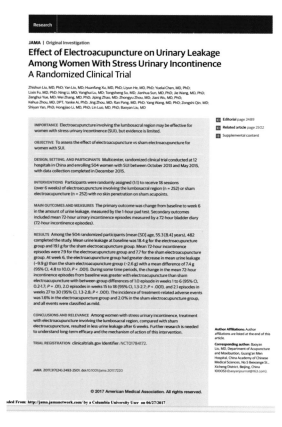

图 7-5 高质量研究论文发表

Publication of high-quality research papers

Publication des thèses de recherche à haute qualité

Опубликованы научные статьи высокого уровня

Publicación de trabajos de investigación de alta calidad

نشر أوراق بحثية عالية الجودة (JAMA، حوليات الطب الباطني)

第七章

Chapter Ⅶ

Chapitre Ⅶ

Глава Ⅶ

Capítulo Ⅶ

الفصل السابع

随着针灸医学不断走向世界，针灸标准化、规范化和临床评价工作越来越受到重视（图 7-6，图 7-7）。

With wider spread of acupuncture and moxibustion in the world, people pay more and more attention to its standardization, specification and clinical evaluation.

Avec une diffusion plus large de l'acupuncture dans le monde, une attention de plus en plus grande a été portée aux travaux sur la normalisation de l'acupuncture, les spécifications et l'évaluation clinique qui la caractérisent.

По мере того, как акупунктурная медицина продолжает развиваться во всём мире, большое значение уделяется работе стандартизации, нормализации и клинической оценки акупунктуры.

Con una mayor propagación de la acupuntura al mundo,y más atención se ha prestado al trabajo sobre la estandarización de la acupuntura, especificación y evaluación de clínica.

مع التقدم المستمر لطب الوخز بالإبر إلى العالم ، فإن التقييس والتوحيد والتقييم السريري للوخز بالإبر والتشيح قد تلقى المزيد والمزيد من الأهتمام.

第七章

Chapter VII

Chapitre VII

Глава VII

Capítulo VII

الفصل السابع

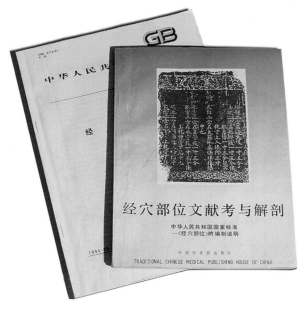
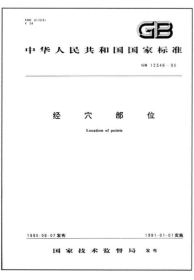

图 7-6　第一个针灸国家标准——中华人民共和国国家标准《经穴部位》

China's first national standard on acupuncture and moxibustion—PRC National Standard for Location of Points

La première norme nationale d'acupuncture et de moxibustion—GB Emplacement standard du point d'acupuncture

Первый национальный стандарт по акупунктуры и прижиганию—Национальный стандарт акупунктуры Китайской Народной Республики 《Место точек меридианов》

El primer estándar nacional de acupuntura y moxibustión—GB Ubicación Estándar del Punto de Acupuntura

أول معيار وطني في الصين بشأن الوخز بالإبر والكي – المعيار الوطني لجمهورية الصين الشعبية لتحديد موقع النقاط

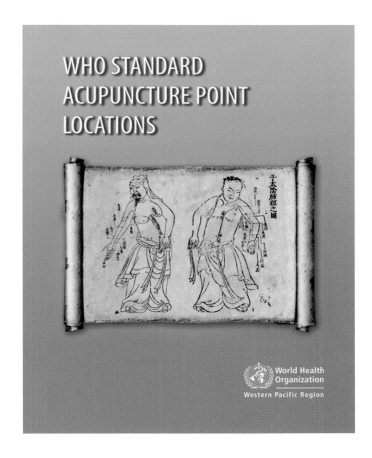

图 7-7　世界卫生组织西太平洋地区标准——针灸经穴定位

WHO Standard by the Western Pacific Region—Acupuncture Point Locations

Localisation des points d'acupuncture par l'Organisation Mondiale de la Santé (OMS-WHO)—région Pacific Ouest

Стандарт Западно-Тихоокеанского района ВОЗ (Всемирная организация здравоохранения)—Расположение Акупунктуры и Меридианов

Estándar Regional del Pacífico Occidental OMS—Ubicaciones de Puntos de Acupuntura

منظمة الصحة العالمية للمعايير الإقليمية لغرب المحيط الهادئ - موقع الوخز بالإبر

第七章

Chapter VII

Chapitre VII

Глава VII

Capítulo VII

الفصل السابع

2014 年 2 月 3 日，《ISO 17218 :2014 一次性使用无菌针灸针》国际标准颁布，这是首个在传统医药领域内发布的 ISO 国际标准（图 7-8）。

On 3 February 2014, International Organization for Standardization issued *ISO 17218: 2014 Sterile Acupuncture Needles for Single Use*, the first ISO standard in traditional medicine.

Le 3 février 2014, la norme internationale 《Aiguille d'acupuncture stérile à usage unique ISO 17218: 2014》a été promulguée. Il s'agit de la première norme internationale publiée par ISO dans le domaine de médecine traditionnelle.

3 февраля 2014 года был принят Международный стандарт 《ISO 17218: 2014 Использование одноразовых стерильных игл для иглоукалывания》, который является первым международным стандартом ISO, выпущенным в области традиционной медицины.

Se promulgó la norma internacional "ISO 17218: 2014 Agujas de acupuntura estériles estériles" en el 3 de febrero de 2014. Esta es la primera norma internacional ISO emitida en el campo de la medicina tradicional.

3 فبراير 2014، تم إصدار المعيار الدولي لـ 《استخدام إبرة الوخز بالإبر العقيمة في استخدام واحد ISO 17218: 2014》، وهو أول معيار دولي ISO يتم نشره في مجال الطب التقليدي .

第七章

Chapter VII

Chapitre VII

Глава VII

Capítulo VII

الفصل السابع

INTERNATIONAL
STANDARD

**ISO
17218**

First edition
2014-02-01

Sterile acupuncture needles for single use

Aiguilles d'acupuncture stériles à usage unique

Reference number
ISO 17218:2014(E)

© ISO 2014

图 7-8　针灸针国际标准

International standard on acupuncture needles

Norme internationale des aiguilles de l'acupuncture

Международные стандарты для акупунктуры

Normas internacionales para agujas de la acupuntura

المعيار الدولي للوخز بالإبر

第七章

Chapter VII

Chapitre VII

Глава VII

Capítulo VII

الفصل السابع

1979 年，世界卫生组织向全世界宣传针灸的安全性和针灸治疗的适应证，公布了针灸治疗的首批 43 种疾病。目前使用针灸治疗的病症远远不止这 43 种疾病（表 7-1）。

In 1979, WHO recognized acupuncture as safe and released the first list of 43 conditions treated with acupuncture. At present the number of diseases treated with acupuncture is far more than 43.

En 1979, l'Organisation mondiale de la santé (OMS-WHO) a reconnu l'innocuité de l'acupuncture et publié la première liste de 43 maladies dans le traitement desquelles l'acupuncture est indiquée. Ce chiffre a été considérablement élargi aujourd'hui.

В 1979 году Всемирная организация здравоохранения опубликовала информацию о безопасности иглоукалывания и показаниях к лечению иглоукалыванием и объявила о первых 43 заболеваниях, которые может лечить иглоукалыванием. В настоящее время видов заболеваний гораздо больше, чем 43.

En 1979, la OMS introdujo la seguridad y las indicaciones de acupuntura al mundo, y se recomiendan 43 tipos de enfermedades como indicaciones de acupuntura. En la actualidad, las enfermedades que podrían tratarse por la acupuntura son mucho más que estas 43 clases de enfermedades.

في عام 1979 ، اعترفت منظمة الصحة العالمية بالوخز بالإبر باعتباره آمنًا وأصدرت القائمة الأولى من 43 حالة تم علاجها بالوخز بالإبر. في الوقت الحالي ، يتجاوز عدد الأمراض التي يتم علاجها بالوخز بالإبر 43 مرضًا.

表 7-1　世界卫生组织公布针灸治疗的首批 43 种疾病

分科	疾病
上呼吸道	急性鼻窦炎、急性鼻炎、感冒、急性扁桃腺炎
呼吸系统	急性气管炎、支气管哮喘
眼科	急性结膜炎、中心性视网膜炎、近视（儿童）、单纯性白内障
口腔科	牙痛、拔牙后疼痛、牙龈炎、急慢性咽炎
胃肠系统	贲门痉挛、噎膈、胃下垂、急慢性胃炎、胃酸过多、慢性十二指肠溃疡（疼痛缓解）、单纯性十二指肠溃疡、急慢性结肠炎、急性菌痢、便秘、腹泻、肠麻痹
神经、肌肉、骨骼	头痛、偏头痛、三叉神经痛、面神经麻痹、中风偏瘫、周围性神经疾患、小儿麻痹后遗症、梅尼埃综合征、神经性膀胱功能失调、遗尿、肋间神经痛、颈肩综合征、肩关节周围炎、网球肘、坐骨神经痛、腰痛、骨关节炎

Table 7-1　The first WHO list of 43 conditions treated with acupuncture

Department	Disease
The upper respiratory tract	Acute sinusitis, acute rhinitis, cold, acute tonsillitis
Respiratory system	Acute bronchitis, bronchial asthma
Ophthalmology	Acute conjunctivitis, central retinitis, myopia (children), simple cataract
Stomatology	Toothache, pain after tooth extraction, gingivitis, acute and chronic pharyngitis
Gastrointestinal system	Cardiac spasm, dysphagic, gastroptosis, acute and chronic gastritis, hyperacidity, chronic duodenal ulcer (pain relief), simple duodenal ulcer, acute and chronic colitis, acute bacillary dysentery, constipation, diarrhea, enteroparalysis
Nerves, muscles, and bones	Headache, migraine, trigeminal neuralgia, facial nerve paralysis, apoplectic hemiplegia, peripheral nerve disorders, sequelae of Poliomyelitis, Meniere's syndrome, neurological bladder dysfunction, enuresis, intercostal neuralgia, neck-shoulder syndrome, shoulder periarthritis, tennis elbow, sciatica, lower back pain, osteoarthritis

Tableau 7-1 43 indications d'acupuncture recommandé par l'OMS

Département	Maladies
Voies respiratoires supérieures	Sinusite aiguë, rhinite aiguë, rhume, amygdalite aiguë
Service Respiratoire	Bronchite aiguë, asthme bronchique
Ophtalmologie	Conjonctivite aiguë, rétinite centrale, myopie (enfants), cataracte simple
Stomatologie	Maux de dents, douleurs après extraction dentaire, gingivite, pharyngite chronique aiguë
Système gastro-intestinal	Spasme cardiaque, spasme, éructation, gastroptose, gastrite aiguë et chronique, hyperacidité, ulcère duodénaux chronique (soulagement de la douleur), ulcère duodénaux simple, colite aiguë et chronique, dysenterie aiguë, constipation, diarrhée, paralysie intestinale
Nerfs, muscles, os	Maux de tête, migraine, névralgie du trijumeau, paralysie faciale, hémiplégie d'AVC, neuropathie périphérique, séquelles de poliomyélite, syndrome de Menier, dysfonctionnement neurologique de la vessie, énurésie, névralgie intercostale, syndrome du cou et de l'épaule, inflammation périphérique de l'articulation de l'épaule, coude de tennis, sciatique, douleur lombaire, arthrose

Таблица 7-1 Всемирная организация здравоохранения о бъявляет опервых 43 забодеваниях , которые может лечить иглоукадыванием

Отделение	Болезни
Верхние дыхательные пути	Острый синусит, острый ринит, простуда, острый тонзиллит
Дыхательная система	Острый бронхит, бронхиальная астма
Офтальмология	Острый конъюнктивит, центральный ретинит, миопия (у детей), простая катаракта
Стоматология	Зубная боль, боль после удаления зуба, гингивит, острый и хронический фарингит
Желудочно-кишечная система	Кардиоспазм, икота, отрыжка, гастроптоз, острый и хронический гастрит, повышенная кислотность, хроническая язва двенадцатиперстной кишки (облегчение боли), простая язва двенадцатиперстной кишки, острый и хронический колит, острая дизентерия, запор, диарея, паралич кишечника
Нерв, мышца, кость	Головная боль, мигрень, невралгия тройничного нерва, паралич лица, инсульт гемиплегия, периферическая невропатия, последствия полиомиелита, синдром Меньера, неврологическая дисфункция мочевого пузыря, энурез, межреберная невралгия, синдром шеи и плеч, воспаление вокруг плечевого сустава, теннисный локоть, ишиас, боли в пояснице, остеоартроз

第七章

Chapter VII

Chapitre VII

Глава VII

Capítulo VII

الفصل السابع

Tabla 7-1　El primer lote de 43 indicaciones de la acupuntura recomendadas por la OMS

Departamento	Enfermedades
Tracto respiratorio superior	Sinusitis aguda, rinitis aguda, resfriado, amigdalitis aguda
Sistema respiratorio	Bronquitis aguda, asma bronquial
oftalmología	Conjuntivitis aguda, retinitis central, miopía (niños), catarata simple
Departamento de estomatología	Dolor de muelas, dolor después de la extracción dental, gingivitis, faringitis aguda y crónica
Sistema gastrointestinal	Espasmo cardíaco, espasmo, eructo, gastroptosis, gastritis aguda y Crónica, hiperacidez, úlcera duodenal crónica (alivio del dolor), úlcera duodenal simple, colitis aguda y crónica, disentería aguda, estreñimiento, diarrea, parálisis intestinal
Nervio, músculo, hueso	Cefaléa, migraña, neuralgia del trigémino, parálisis faciales, hemiplejia por accidente cerebrovascular, neuropatía periférica, secuelas de poliomielitis, síndrome de Meniere, disfunción neurológica de la vejiga, enuresis, neuralgia intercostal, síndrome de cuello y hombro, inflamación periférica de la articulación del hombro, codo de tenista, ciática, dolor lumbar, osteoartritis

الشكل 7-1   منظمة الصحة العالمية تعلن للمرة الأولى 43 حالة من الأمراض يمكن للوخز بالإبر علاجها

الأمراض	العيادات
التهاب الجيوب الأنفية الحاد والتهاب الأنف الحاد والبرد والتهاب اللوزتين الحاد	الجهاز التنفسي العلوي
التهاب القصبة الهوائية الحاد، والربو القصبي	الجهاز التنفسي
التهاب الملتحمة الحاد، التهاب الأذن المركزي، قصر النظر (الأطفال)، إعتام عدسة العين البسيط	عيادة أمراض العيون
وجع الأسنان، والألم بعد استخراج الأسنان، التهاب اللثة، التهاب البلعوم الحاد	عيادة طب الأسنان
تشنج القلب ، خنق ، التهاب المعدة ، التهاب المعدة الحاد والمزمن ، فرط الحموضة ، قرحة الاثني عشر المزمنة (تخفيف الآلام) ، قرحة الاثني عشر البسيطة ، التهاب القولون الحاد والمزمن ، الزحار الحاد ، الإمساك ، الإسهال ، الشلل المعوي	الجهاز الهضمي
الصداع ، والصداع النصفي ، والألم العصبي الثلاثي التوائم ، والشلل العصبي للوجه ، والسكتة الدماغية السكتة الدماغية ، والاعتلال العصبي المحيطي ، وعقابيل شلل الأطفال ، ومتلازمة مينيير ، والخلل العصبي في المثانة ، وسلس البول ، والألم العصبي الوربي ، ومتلازمة العنق والكتف ، والكتف التهاب حوائط المفصل ، مرفق التنس ، عرق النسا ، آلام أسفل الظهر ، هشاشة العظام .	الأعصاب والعضلات والعظام

第七章

Chapter VII

Chapitre VII

Глава VII

Capítulo VII

الفصل السابع

按照效能针灸等级病谱划分的方法，分别对 16 个系统的 461 种常见病症按 Ⅰ级、Ⅱ级、Ⅲ级进行分类（图 7-9）。

A total of 461 common conditions of 16 systems are classified into Grade Ⅰ, Grade Ⅱ and Grade Ⅲ according to efficacy of acupuncture treatment.

Méthodes selon le spectre de la maladie de grade d'efficacité de l'acupuncture et de la moxibustion, 461 maladies courantes dans 16 systèmes ont été classées selon les grade Ⅰ, Ⅱ et Ⅲ.

Классифицировать 461 заболевания (относятся к 16 систему) по классам I, II и III в соответствии с методом разделения по эффективности иглоукалывания и прижигания.

Según el método para dividir el espectro de eficacia de la acupuntura y la moxibustión, las 461 enfermedades comunes en 16 sistemas se clasificaron según el grado Ⅰ, el grado Ⅱ y el grado Ⅲ.

يتم تصنيف ما مجموعه 461 حالة شائعة من 16 نظامًا إلى المستوى أول،الثاني والثالث وفقا لفعالية علاج الوخز بالإبر.

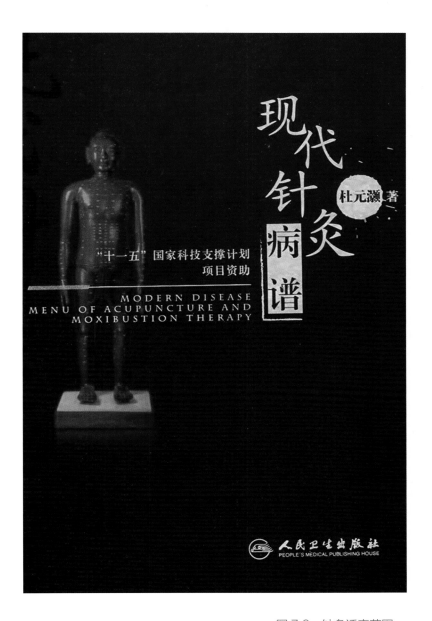

图 7-9　针灸适宜范围

Conditions suitable for acupuncture

Gamme adaptée à l'acupuncture

Подходящий диапазон иглоукалывания

Indicaciones de la acupuntura y moxibustión

مجال مناسب للوخز بالإبر

第七章

Chapter VII

Chapitre VII

Глава VII

Capítulo VII

الفصل السابع

由世界针灸学会联合会牵头，澳大利亚、意大利、中国香港等国家和地区参加的"针灸治疗网球肘国际多中心临床研究"顺利开展（图 7-10）。

The international multi-center clinical research on acupuncture for tennis elbow was initiated by the WFAS and joined by institutions from Australia, Italy, Hong Kong China, etc.

Dirigée par la Fédération Mondiale des Sociétés d'Acupuncture-Moxibustion, les chercheurs venus d'Australie, d'Italie, de Hong Kong en Chine ont participé avec succès au lancement de la 《Recherche Clinique International Multi Centres du Traitement de Coude Tennis par l'Acupuncture》.

Под руководством Всемирной Федерации Обществ по Акупунктуре и Прижиганию Австралия, Италия, Гонконг, Китай и другие страны и регионы приняли участие в 《Международном многоцентровом клиническом исследовании по лечению теннисного локоти иглоукалыванием и прижиганием》.

"La investigación clínica multicéntrica internacional de tennis codo por el tratamiento de la acupuntura y moxibustión" buen desarrollo, participado por dirigido por la WFAS, Australia, Italia, Hong Kong, China y otros países y regions.

بقيادة الإتحاد العالمي لجمعيات الوخز بالإبر والكي ، أستراليا وإيطاليا وهونغ كونغ والصين وغيرها من البلدان والمناطق للمشاركة في "الوخز بالإبر علاج ذراع التنس الدولي متعددة المراكز البحوث السريرية" أجريت بسلاسة .

第七章

Chapter Ⅶ

Chapitre Ⅶ

Глава Ⅶ

Capítulo Ⅶ

الفصل السابع

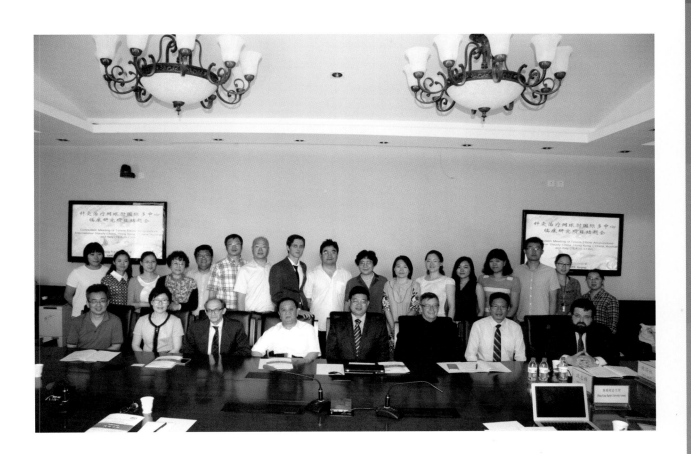

图 7-10　国际多中心临床研究

International multi-center clinical research

Recherche clinique dans multi centres internationaux

Международное многоцентровое клиническое исследование

Investigación clínica internacional multicéntrica

البحوث السريرية الدولية متعددة المراكز

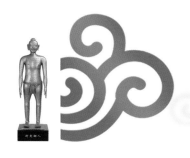

第八章　中医针灸的国际传播

Chapter VIII　International Transmission of Acupuncture and Moxibustion of TCM

Chapitre VIII　Diffusion Internationale de l'Acupuncture de MTC

Глава VIII　Международное распространение акупунктуры и прижигания традиционной китайской медицины

Capítulo VIII　Difusión internacional de Acupuntura y Moxibustión de la MTC

الفصل الثامن   الإنتشار الدولي للوخز بالإبر والتشبيح للطب الصيني

第八章

Chapter VIII

Chapitre VIII

Глава VIII

Capítulo VIII

الفصل الثامن

据世界针灸学会联合会统计，目前中医针灸已经在 183 个国家和地区研究或使用。

According to the statistics of the WFAS, acupuncture and moxibustion of TCM is being used or studied in 183 countries and regions.

D'après les statistiques de la Fédération Mondiale des Sociétés d'Acupuncture-Moxibustion (WFAS), actuellement, l'acupuncture de MTC est étudiée ou utilisée dans 183 pays et régions du monde.

Согласно статистике Всемирной Федерации Обществ Акупунктуры и Прижигания, иглоукалывание используется и употребляется в 183 странах и регионах.

Según las estadísticas de la WFAS, se ha investigado o utilizado la acupuntura en 183 países y regiones.

بناء على إحصاءات من الاتحاد العالمي لمؤسسة الوخز بالإبر والتشييح، يتم استخدام الوخز بالإبر والكي في الطب الصيني التقليدي أو دراسته في 183 دولة ومنطقة.

1971 年 7 月 26 日，美国著名专栏作家詹姆斯·赖斯顿在《纽约时报》头版发表了"Now, About My Operation in Peking"，报道了他在访华期间在北京接受针灸治疗阑尾切除术后腹胀的经历和神奇疗效（图 8-1）。

On 26 July 1971, James Reston, a famous American columnist, published an article entitled "Now, About My Operation in Peking" in the front page of *New York Times*, reporting his experience of acupuncture treatment and its "magical" effect in resolving abdominal distension after appendectomy during his visit in China.

Le 26 juillet 1971, le célèbre chroniqueur américain James Reston a publié un article intitulé 《About My Operation in Pékin》 en première page du New York Times, relatant l'expérience et l'effet 《magique》 du traitement d'acupuncture après une distension abdominale post chirurgicale d'appendicectomie lors de sa visite à Beijing.

26 июля 1971 года известный американский обозреватель Джеймс Рестон опубликовал на первой странице 《Нью-Йорк Таймс》 "Сейчас о моей операции в Пекине", сообщив, что во время своего визита в Пекин в Китае он получил лечение иглоукалыванием из-за вздутия живота после аппендэктомии, что показало магический лечебный эффект иглоукалывания.

El famoso columnista de Estados Unidos James Reston publicó "Now, About My Operation in Peking" en la portada de "The New York Times". El 26 de junio de 1971, Informó sobre su experiencia y el efecto mágico del tratamiento de la acupuntura de distensión abdominal después de una apendicectomía durante su visita a Beijing en China.

في 26 يوليو 1971 ، نشر جيمس ريستون ، كاتب عمود أمريكي شهير ، مقالًا بعنوان "الآن ، حول عمليتي في بكين" في الصفحة الأولى من صحيفة نيويورك تايمز ، حيث أبلغ عن تجربته في علاج الوخز بالإبر وتأثيره "السحري" في علاج انتفاخ البطن بعد استئصال الزائدة الدودية خلال زيارته للصين.

第八章

Chapter VIII

Chapitre VIII

Глава VIII

Capítulo VIII

الفصل الثامن

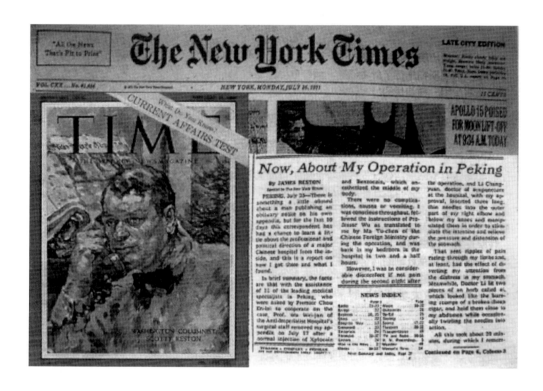

图 8-1　美国《纽约时报》报道中医针灸

Report about acupuncture on *New York Times*

Reportage sur l'acupuncture dans le *New York Times*

Американская газета 《Нью-Йорк Таймс》 сообщает о акупунктуре китайской медицины.

El"New York Times"de Estados Unidos informó sobre la acupuntura y moxibustión de la MTC

افادة 《نيويورك تايمز》 حول العلاج بالإبر

第八章

Chapter VIII

Chapitre VIII

Глава VIII

Capítulo VIII

الفصل الثامن

针灸国际培训：1975 年，受世界卫生组织之委托，中国政府先后在北京、上海、南京开办国际针灸班，为世界各国培养针灸人才（图 8-2~ 图 8-4）。

International training of acupuncture and moxibustion: In 1975, entrusted by WHO, Chinese government offered international acupuncture training classes in Beijing, Shanghai and Nanjing to help train acupuncturists for all countries in the world.

Formation internationale de l'acupuncture: En 1975, à la demande de l'Organisation Mondiale de la Santé (WHO), le gouvernement chinois a ouvert des cours d'acupuncture successivement à Beijing, Shanghai et Nanjing pour former des étudiants en acupuncture pour le monde entier.

Международные обучения и подготовки по иглоукалыванию: В 1975 году по поручению ВОЗ китайское правительство успешно открыло международные учебные курсы по акупунктуре в Пекине, Шанхае и Нанькине, чтобы подготовить специалистов по акупунктуре для всего мира.

Entrenamiento internacional de la acupuntura: En 1975, bajo la encomienda de la OMS, el gobierno chino abrió sucesivamente curso internacional de capacitación en acupuntura para preparer talentos acupunturales para todo el mundo en Beijing, Shanghái y Nanjing.

في عام 1975 ، بدعم من منظمة الصحة العالمية ، قدمت الحكومة الصينية دروسًا دولية للتدريب على الوخز بالإبر في بكين وشنغهاي ونانجينغ للمساعدة في تدريب أخصائيي الوخز بالإبر لجميع دول العالم.

第八章

Chapter VIII

Chapitre VIII

Глава VIII

Capítulo VIII

الفصل الثامن

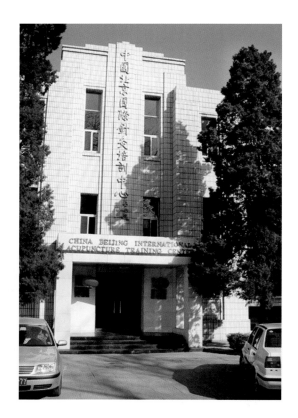

图 8-2　北京国际针灸培训中心

Beijing International Acupuncture Training Center

Centre de formation de Beijing

Пекинский международный подготовительный учебный центр по иглоукалыванию и прижиганию

Centro Internacional de Entrenamiento de Acupuntura de Beijing

المركز الدولي للتدريب على الوخز بالإبر بيكين

第八章

Chapter VIII

Chapitre VIII

Глава VIII

Capítulo VIII

الفصل الثامن

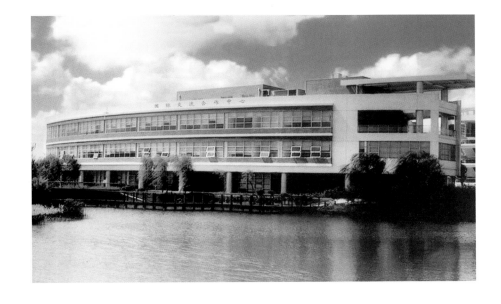

图 8-3　上海国际针灸培训中心

Shanghai International Acupuncture Training Center

Centre de formation de Shanghai

Шанхайский международный подготовительный учебный центр по иглоукалыванию и прижиганию

Centro Internacional de Entrenamiento de Acupuntura de Shanghai

المركز الدولي للتدريب على الوخز بالإبر بشانغهاي

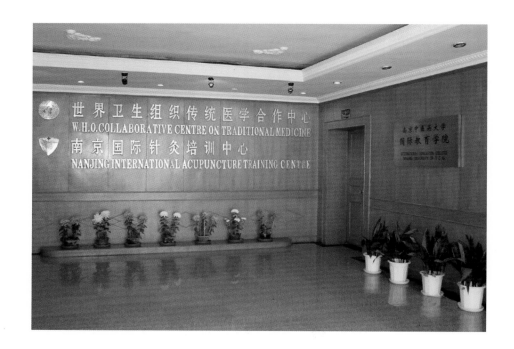

图 8-4 　南京国际针灸培训中心

Nanjing International Acupuncture Training Center

Centre de formation de Nanjing

Нанкинский международный подготовительный учебный центр по иглоукалыванию и прижиганию

Centro Internacional de Entrenamiento de Acupuntura de Nanjing

المركز الدولي للتدريب على الوخز بالإبر بنانجينغ

第八章

Chapter VIII

Chapitre VIII

Глава VIII

Capítulo VIII

الفصل الثامن

1976 年，第 29 届世界卫生大会上首次将传统医学列入议程。1978 年在日内瓦总部设立了传统医学规划署。1979 年 12 月，世界卫生组织机关刊物《世界卫生》介绍针灸（图 8-5）。

In 1976, for the first time, traditional medicine was included in the agenda of the 29th World Health Assembly. In 1978, the Traditional Medical Program was established at WHO headquarters in Geneva. In December 1979, acupuncture and moxibustion was introduced in *World Health*, the publication of WHO.

En 1976, la médecine traditionnelle a été inscrite pour la première fois dans le programme à la 29ᵉ Assemblée mondiale de la santé. En 1978, 《l'Agence de planification de la médecine traditionnelle》a été créée au siège de Genève. En décembre 1979, l'acupuncture de MTC a été introduit dans la publication de l'Organisation Mondiale de la Santé *Santé Mondiale*.

В 1976 году традиционная медицина была впервые включена в повестку дня в 29-й Сессии Всемирной Ассамблеи здравоохранения. В 1978 году в штаб-квартире в Женеве было создано Агентство по планированию традиционной медицины. В декабре 1979 года был издан журнал 《Здоровье в мире》, в котором рассказывают о иглоукалывании.

En 1976, la medicina tradicional se incluyó por primera vez en el programa en la 29ª Asamblea Mundial de la Salud. En 1978, se estableció la Agencia de Planificación de Medicina Tradicional en la sede de Ginebra. En diciembre de 1979, se introdujo la acupuntura y moxibustión en la publicación de la OMS "*Salud Mundial*".

وقد أدرج الطب التقليدي لأول مرة في جدول أعمال للدورة الـ29 لمؤتمر الصحة العالمية عام 1976. أنشئ "برنامج الطب التقليدي" في مقره في جنيف عام 1978. وفي ديسمبر 1979، تقديم الوخز الإبر في مجلة دائرة الصحة العالمية *الصحة العالمية*.

第八章

Chapter VIII

Chapitre VIII

Глава VIII

Capítulo VIII

الفصل الثامن

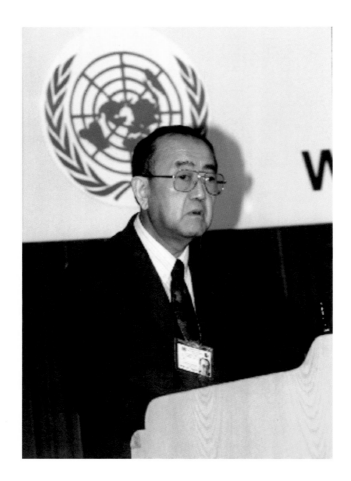

图 8-5　传统医药受关注

Attention to traditional medicine

La médecine traditionnelle attire l'attention

Традиционная медицина привлекает внимание

La medicina tradicional llama la atención

الاهتمام بالطب التقليدي

"针灸已成为世界通用的一种新的医学科学，能治疗很多西方医学难以奏效的疾病，针灸医学，传统医学对'2000年，人人享有卫生保健是一个重要手段'。"

——1984年，世界卫生组织中岛宏

"Acupuncture, effective to many conditions that are ineffective with modern medicine, has become an integral part of formal medical practice recognized throughout the world. Acupuncture and traditional medicine are important for health care for all by the year 2000."

—Hiroshi Nakajima, WHO, in 1984.

《L'acupuncture, efficace dans de nombreuse maladies avec lesquelles la médecine moderne ont du mal, est devenue une partie intégrante de la pratique médicale formelle reconnue dans le monde entier. L'acupuncture et la médecine traditionnelle sont des moyens importants pour atteindre la"Santé pour Tous en année 2000"》.

—Hiroshi Nakajima, ancien Directeur Général de l'Organisation Mondiale de la Santé, dit en 1984

《Акупунктура, эффективная наука для многих болезней, с которыми не разбираться современная медицина. Она уже стала неотъемлемой частью официальной медицинской практики, признанной во всем мире. Акупунктура и традиционная медицина являются важными средствами достижения здоровья для всех к 2000 году》.

—Хироши Накаджима, ВОЗ, в 1984 году.

"La acupuntura y moxibustión, efectiva para muchas afecciones con las que la medicina Occidental es difícil de tratarlo, se ha convertido en una parte integral de la práctica médica formal reconocida en todo el mundo. La acupuntura y la medicina tradicional son medios importantes para lograr la salud para todos en el año 2000".

——Hiroshi Nakajima, OMS, en 1984.

"أصبح الوخز بالإبر   علماً طبياً حديثاً يستخدمه عاماً في العالم ، يقدر على علاج الأمراض المستعصية التي يصعب على علاجها الطب الغربي ، طب الوخز بالإبر ، أما عام 2000 للطب التقليدي فهو ' وسيلة مهمة للجميع للتمتع بالرعاية الصحية ".
--هيروشي ناكاجيما، منظمة الصحة العالمية في عام 1984

第八章

Chapter VIII

Chapitre VIII

Глава VIII

Capítulo VIII

الفصل الثامن

1979 年,第一届全国针灸针麻学术讨论会邀请了 100 多位国际学者参加,引起国际对中国针灸的极大关注(图 8-6)。

In 1979, China held the first national symposium on acupuncture-moxibustion and acupuncture anesthesia, inviting more than 100 international scholars and attracting international attention to acupuncture.

En 1979, plus de 100 chercheurs internationaux ont été invités à participer au premier Seminaire national sur l'anesthésie d'acupuncture, qui a suscité une grande attention internationale sur l'acupuncture de MTC.

В 1979 году на Первой конференции по иглоукалыванию и акупунктурной анестезии присутствовали более 100 международных ученых, что привлекло большое внимание международного сообщества к китайской медицине.

En 1979, El primer simposio nacional de la acupuntura anestecial fueron invitado más de 100 académicos internacionales, se prestó una gran atención internacional a la acupuntura china.

عام 1979 ، دعت الدورة الولى للندوة الوطنية للوخز بالإبر والتخطير أكثر من 100 باحث دولي للمشاركة ، مما اجتذب اهتماما دوليا كبيرا بالوخز بالإبر الصينية .

第八章

Chapter VIII

Chapitre VIII

Глава VIII

Capítulo VIII

الفصل الثامن

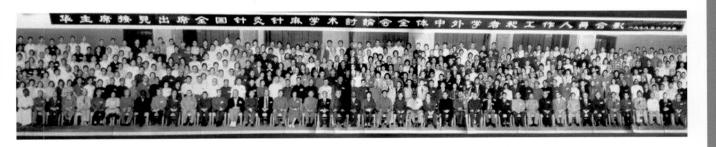

图 8-6　针灸针麻大会

Symposium on acupuncture-moxibustion and acupuncture anesthesia

Conférence sur l'anesthésie d'acupuncture

Конференция по иглоукалыванию и акупунктурной анестезии

Conferencia de la acupuntura anestecial

مؤتمر التخطير عن طريق الوخز بالإبر

第八章

Chapter VIII

Chapitre VIII

Глава VIII

Capítulo VIII

الفصل الثامن

1982 年 12 月 14—20 日，世界卫生组织西太区在马尼拉召开第一次针灸穴名标准化会议。中国、日本、澳大利亚、新西兰、韩国、新加坡、菲律宾、越南 8 个国家和中国香港的 15 位针灸专家参加了会议（图 8-7~ 图 8-9）。

From 14 to 20 December 1982, WHO Regional Office for the Western Pacific held the 1st working group on the standardization of acupuncture nomenclature in Manila. 15 acupuncture experts from China, Japan, Australia, New Zealand, South Korea, Singapore, the Philippines, Vietnam and Hong Kong China attended the meeting.

Du 14 au 20 décembre 1982, l'Organisation Mondiale de la Santé du Pacifique occidental a tenu la première réunion de normalisation des points d'acupuncture à Manille. 15 experts en acupuncture des 8 pays dont la Chine, le Japon, l'Australie, la Nouvelle-Zélande, la Corée du Sud, Singapour, les Philippines, le Vietnam et Hong Kong en Chine ont participé à la réunion.

С 14 по 20 декабря 1982 г. Западно-Тихоокеанский район ВОЗ (Всемирная организация здравоохранения) провела первое совещание по стандартизации акупунктурных точек в Маниле, где приняли участие 15 экспертов по акупунктуре из 8 стран и районов, включая Китай, Японию, Австралию, Новую Зеландию, Южную Корею, Сингапур, Филиппины, Вьетнам и Гонконг.

Del 14 al 20 de diciembre de 1982, Pacífico Occidental de la OMS celebró la primera reunión de estandarización de puntos de acupuntura en Manila. Participaron 15 expertos acupunturales de 8 países, incluidos China, Japón, Australia, Nueva Zelanda, Corea del Sur, Singapur, Filipinas, Vietnam y Hong Kong de China.

في بين الفترة 14و20ديسمبر1982، عقدت منظمة الصحة العالمية في منطقة غرب المحيط الهادئ المؤتمر الأول بشأن توحيد أسماء نقاط الوخز بالإبر في مانيلا. شارك فى المؤتمر 15 خبيرا فى الوخز بالابر من الصين واليابان واستراليا ونيوزيلندا وكوريا الجنوبية وسنغافورة والفلبين وفيتنام ومنطقة هونغ كونغ الصينية.

第八章

Chapter VIII

Chapitre VIII

Глава VIII

Capítulo VIII

الفصل الثامن

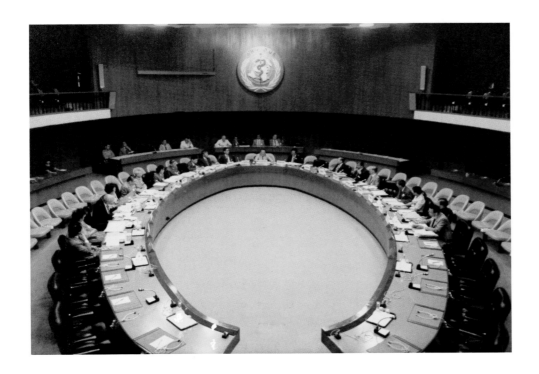

图 8-7　第一次针灸穴位名称标准会议

The first meeting on the standardization of acupuncture nomenclature

1ère Conférence de normalisation des noms de points d'acupuncture

Первая конференция по стандартизации акупунктурных точек

La primera conferencia de estandarización de nombres de los puntos acupunturales

الاجتماع القياسي الأول حول أسماء نقاط الوخز بالإبر

第八章

Chapter VIII

Chapitre VIII

Глава VIII

Capítulo VIII

الفصل الثامن

1987 年 11 月世界针灸学会联合
会成立

Establishment of the WFAS

Établissement de la Fédération Mon-
diale des Sociétés d'Acupuncture-
Moxibustion (WFAS)

Основание Всемирной Федерации
Обществ Акупунктуры и Прижиг-
ания(ВФАС)

Establecimiento de La Federación
Mundial de Sociedades de Acu-
puntura y Moxibustión (WFAS)

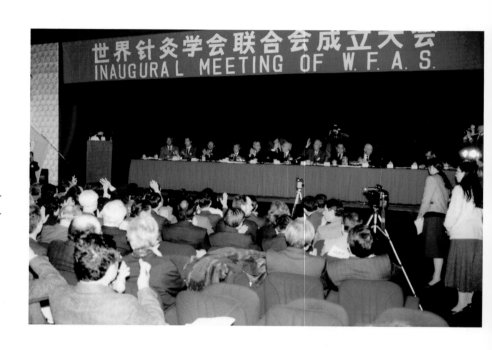

图 8-8　世界针灸学会联合会第一届会员大会代表合影

Group photo of the First General Assembly of WFAS

**Photo de groupe de la Convention de la Première Assem-
blée générale de la WFAS**

**Фото представителей Первого Съезда Всемирной
федерации акупунктуры и прижигания**

**Foto grupal de la Convención de la Primera Asamblea
General de WFAS**

ألتأسيس الاتحاد العالمي لمؤسسة الوخز بالإبر والتشييح

تم تأسيس للاتحاد العالمي لمؤسسة الوخز
بالإبر والتشييح في نوفمبر 1987.

第八章

Chapter VIII

Chapitre VIII

Глава VIII

Capítulo VIII

الفصل الثامن

1987 年 11 月,世界针灸学会联合会在北京成立,为总部设在中国的非政府性针灸团体国际联合组织(图 8-8,图 8-9)。

In November 1987, WFAS, an international non-governmental federation, was established and headquartered in Beijing, China.

En novembre 1987, la Fédération Mondiale des Sociétés d'Acupuncture et de Moxibustion (WFAS) a été créée et a son siège à Beijing, une organisation non gouvernementale internationale d'affiliation à l'acupuncture.

В ноябре 1987 года в Пекине была создана Всемирная федерация обществ акупунктуры и прижигания как международная организация, объединяющая неправительственные общества по акупунктуре, базирующаяся в Китае.

En noviembre de 1987, la WFAS se estableció en Beijing, que es una organización internacional no gubernamental de afiliación a la acupuntura.

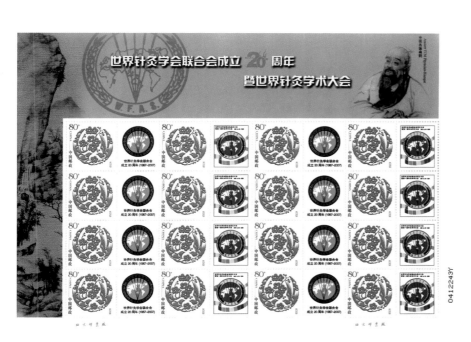

图 8-9　成立 20 周年纪念邮票

Commemorative stamps for the 20th anniversary of WFAS

Timbres commémoratifs du 20ème anniversaire de la WFAS

Юбилейные марки 20-летие со дня основания

Sellos conmemorativos de 20 años Aniversario de la WFAS

طابع احياء الذكرى الـ 20 للتأسيس العالمي لمؤسسة الوخز بالإبر والتشييح

نوفمبر 1987 ، تم تأسيس الاتحاد العالمي لمؤسسة الوخز بالإبر والتشييح (WFAS) ،وهو اتحاد دولي غير حكومي ، ومقره في بكين ، الصين.

第八章

Chapter VIII

Chapitre VIII

Глава VIII

Capítulo VIII

الفصل الثامن

2014 年 6 月 15 日，世界针灸学会联合会人类非物质文化遗产中医针灸传承工作委员会成立大会暨哈尔滨中医针灸传承基地挂牌仪式举行（图 8-10）。

On 15 June 2014, WFAS held the founding meeting of Inheritance Working Committee on Acupuncture and Moxibustion of Traditional Chinese Medicine, an intangible cultural heritage of humanity, and the inauguration ceremony of the Inheritance Base of Acupuncture and Moxibustion of Traditional Chinese Medicine in Harbin, China.

Le 15 juin 2014, la conférence de fondation du Comité de travail du patrimoine culturel immatériel de la WFAS et l'Inauguration de la Base du patrimoine d'acupuncture de MTC de Harbin ont eu lieu.

15 июня 2014 года состоялось собрание о создание Рабочего комитета по акупунктуре китайской медицины Всемирной ассоциации обществ акупунктуры и Церемоние открытия базы акупунктуры традиционной китайской медицины в Харбине.

El 15 de junio de 2014, WFAS celebró la Conferencia de fundación del Comité de Trabajo de Herencia sobre Acupuntura y Moxibustión de Medicina Tradicional China, un patrimonio cultural inmaterial de la humanidad, y la ceremonia de inauguración de la Base de Herencia de Acupuntura y Moxibustión de Medicina Tradicional China en Harbin, China.

في 15 يونيو 2014 ، عقد الاتحاد العالمي لمؤسسة الوخز بالإبر والتشييح الاجتماع التأسيسي للجنة العمل الموروثة حول الوخز بالإبر والكي للطب الصيني التقليدي ، وهو التراث الثقافي غير المادي للبشرية ، وحفل افتتاح قاعدة الوراثة للوخز بالإبر والكي للطب الصيني التقليدي في هاربين ، الصين.

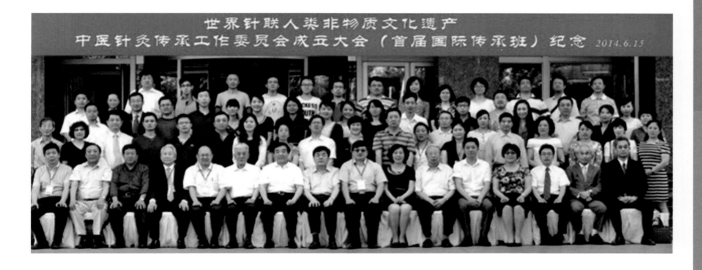

图 8-10　中医针灸传承工作委员会成立

Establishment of the Inheritance Working Committee

Établissement du Comité de travail du patrimoine de l'acupuncture de MTC

Основание Рабочего комитета по акупунктуре китайской медицины

Se estableció el Comité de Trabajo de Herencia de Acupuntura y Moxibustión de la MTC

تأسيس لجنة وراثة الوخز بالإبر في الطب الصيني

第八章

Chapter VIII

Chapitre VIII

Глава VIII

Capítulo VIII

الفصل الثامن

第八章

Chapter VIII

Chapitre VIII

Глава VIII

Capítulo VIII

الفصل الثامن

2010 年 6 月，世界针灸学会联合会应邀参加国际标准组织中医药技术委员会（ISO/TC249）成立会议，并在第一次全体会议上被吸收为 A 级联络组织（图 8-11）。

In June 2010, WFAS was invited to participate in the inauguration meeting of the Technical Committee on Traditional Chinese Medicine of International Organization for Standardization (ISO/TC249), and was approved to be A Liaison Organization on its first plenary meeting.

En juin 2010, la WFAS a été invitée à participer à la réunion d'établissement du comité technique de médecine internationale de l'Organisation Internationale de Normalisation (ISO/TC249) et a été absorbée en tant que l'organisation de liaison de niveau A lors de la première réunion plénière.

В июне 2010 года Всемирная ассоциация обществ акупунктуры участвовала в Заседании о создании Техническог комитета акупунктуры Международной организации по стандартизации (ISO/TC249). Всемирная ассоциация обществ акупунктуры была принята в качестве организации связи первого уровне.

En junio de 2010, la WFAS fue invitada a participar en la reunión de establecimiento del Comité Técnico de Medicina Tradicional China de la Organización Internacional de Normalización (ISO/TC249), fue absorbida como la organización de enlace de Categoría A en la primera sesión plenaria.

في يونيو 2010، دُعي الاتحاد العالمي لمؤسسة الوخز بالإبر والتشييح إلى المشاركة في تأسيس اللجنة التقنية للطب الصيني التابعة لمنظمة المعايير الدولية (ISO/TC249) وتم استيعابه كمنظمة اتصال من المستوى A في الدورة الأولى للإجتماع العام .

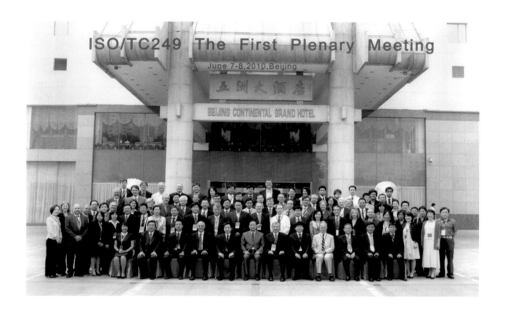

Organizations in liaison

Acronym	Title	Liaison type
WFAS	World Federation of Acupuncture and Moxibustion Societies	A
WFCMS	WFCMS	A
WHO	World Health Organization	A

图 8-11　ISO 接收世界针灸学会联合会为 A 级联络组织

ISO accepted WFAS as A Liaison Organization

L'ISO reçoit la WFAS en tant que l'organisation de liaison de niveau A

ИСО принимает Всемирную ассоциацию обществ акупунктуры в качестве организации связи первого уровне

ISO recibe a la WFAS como organización de enlace de nivel A

تستقبل ISO الاتحاد العالمي لمؤسسة الوخز بالإبر والتشييح كمنظمة اتصال من المستوى A

第八章

Chapter VIII

Chapitre VIII

Глава VIII

Capítulo VIII

الفصل الثامن

2010 年 11 月 6 日,世界针灸学会联合会围绕针灸立法、针灸标准制定、针灸教育与针灸科研等方面进行学术交流。来自 40 多个国家和地区的近 800 名代表参加会议(图 8-12)。

This conference was held on 6 November 2010. Approximately 800 delegates from more than 40 countries and regions participated in the conference and exchanged views in terms of legislation, standardization, education and research of acupuncture and moxibustion.

Le 6 novembre 2010, la WFAS a mené des échanges académiques sur la législation en matière d'acupuncture, l'établissement de normes d'acupuncture, l'enseignement de l'acupuncture et la recherche en acupuncture. Près de 800 représentants de plus de 40 pays et régions y ont participé.

6 ноября 2010 года Всемирная Федерация Обществ Акупунктуры и Прижигания обсудили вопросы законодательства, разработки стандартов по иглоукалыванию, обучении и исследовании по иглоукалыванию. Около 800 представителей из более чем 40 стран и регионов мира приняли участие..

En el 6 de noviembre de 2010, la WFAS realizó intercambios académicos sobre legislación de acupuntura, el establecimiento de estándares de acupuntura, educación sobre acupuntura e investigación de acupuntura. Participaron casi 800 representantes de más de 40 países y regiones.

في 6 نوفمبر 2010، قام الاتحاد العالمي لمؤسسة الوخز بالإبر والتشييح بتبادلات أكاديمية حول تشريعات الوخز بالإبر، ووضع معايير الوخز بالإبر والتعليم الوخز بالإبر وأبحاث الوخز بالإبر . وحضر المؤتمر ما يقرب من 800 مندوب من أكثر من 40 دولة ومنطقة.

第八章

Chapter VIII

Chapitre VIII

Глава VIII

Capítulo VIII

الفصل الثامن

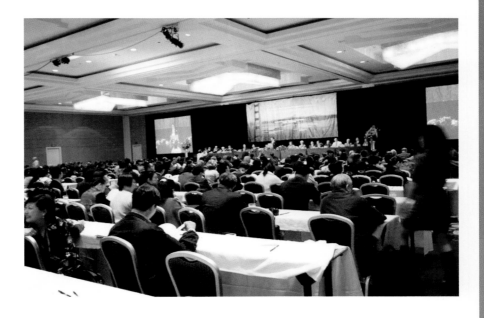

图 8-12 世界针灸大会在旧金山召开

World Conference on Acupuncture-Moxibustion in San Francisco

Le Congrès Internationale d'Acupuncture s'est tenue à San Francisco

Международный конгресс по акупунктуре состоялся в Сан Франциско

Conferencia Mundial de Acupuntura y Moxibustión celebrada en San Francisco

عقد المؤتمر العالمي للوخز بالإبر في سان فرانسيسكو

第八章

Chapter VIII

Chapitre VIII

Глава VIII

Capítulo VIII

الفصل الثامن

1991 年 6 月，由世界针灸学会联合会与中国中医科学院针灸研究所共同主办的全英文版针灸学术期刊《世界针灸杂志》创刊，在世界范围发行。本刊刊号 ISSN：1003-5257，CN：11-2892/R（图 8-13）。

In June 1991, *World Journal of Acupuncture-Moxibustion* was co-founded by WFAS and the Institute of Acupuncture and Moxibustion, CACMS. This English journal covering academic papers of acupuncture and moxibustion has been published worldwide. ISSN: 1003-5257, CN: 11-2892/R.

En juin 1991, le magazine académique d'acupuncture en anglais 《Journal Mondial d'acupuncture et de moxibustion》, cofondé par la WFAS et l'Institut d'Acupuncture et de Moxibustion de l'Académie Chinoise des Sciences Médicales Chinoises, a été lancé et publié dans le monde entier. ISSN: 1003-5257, CN: 11-2892/R.

В июне 1991 года был выпущен и издан во всем мире англоязычный научный журнал по акупунктуре 《Всемирный журнал по акупунктуре》, спонсируемый Всемирной Федерацией Обществ Акупунктуры и Прижигания и Институтом иглоукалывания и прижигания при Китайской Академии наук традиционной китайской медицины. Номер журнала: ISSN: 1003-5257, CN: 11-2892/R.

En junio de 1991, la revista académica de acupuntura en inglés"Revista Mundial de Acupuntura y Moxibustión"confundada por la WFAS y el Instituto de Investigación de la Acupuntura y la Moxibustión de la Academia China de Ciencias Médicas Chinas. Está publicado en el mundo entero. Número de publicación ISSN: 1003–5257, CN: 11–2892/R.

يونيو 1991 ، نشرت في جميع أنحاء العالم ((مجلّة عالمية الوخز بالإبر والتشييح))، وهي مجلة أكاديمية للوخز بالإبر في العالم ، برعاية مشتركة من الاتحاد العالمي لمؤسسة الوخز بالإبر والتشييح ومعهد الوخز بالإبر والتشييح التابع للأكاديمية الصينية للطب الصيني التقليدي. اليومية هي 1003–5257 :ISSN، CN:11–2892/R.

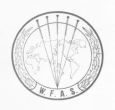

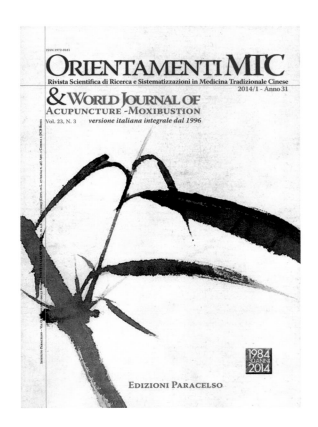

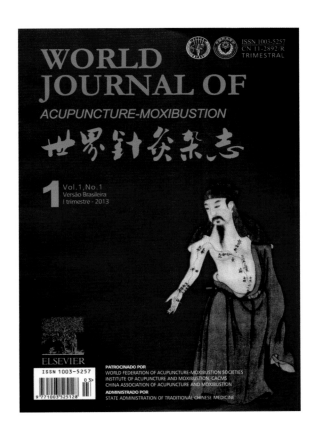

图 8-13　世界针灸杂志

World Journal of Acupuncture-Moxibustion

Journal Mondial d'acupuncture et de moxibustion

Всемирный журнал по акупунктуре и прижиганию

Revista Mundial de Acupuntura y Moxibustión

مجلّة عالمية الوخز بالإبر والتشييح

第八章

Chapter VIII

Chapitre VII

Глава VII

Capítulo VIII

الفصل الثامن

2008 年 11 月 7 日成立世界针灸学会联合会大学协作工作委员会，为世界各国大学开展针灸教育服务，规范针灸教育，提高针灸教育水平(图 8-14)。

On 7 November 2008, WFAS University Collaborative Working Committee was established to facilitate acupuncture education in universities around the world, and to promote standardized and high-quality education.

Le 7 novembre 2008, le Comité de travail collaboratif universitaire d'acupuncture de la WFAS a été créé pour fournir des services d'enseignement d'acupuncture dans les universités du monde entier, pour normaliser l'enseignement d'acupuncture et pour améliorer le niveau de l'enseignement d'acupuncture.

7 ноября 2008 года был создан Кооперационный рабочий комитет университета Всемирной Федерации Обществ Акупунктуры и Прижигания для предоставления образовательных услуг по акупунктуре по всему миру, а также для стандартизации и повышения уроня образования в области акупунктуры.

En el 7 de noviembre de 2008, se estableció el Comité de Trabajo Colaborativo de la WFAS, lo que para proporcionar servicios de educación de Acupuntura y Moxibustión, estandarizar la educación de acupuntura y moxibustión, y mejorar el nivel de educación de Acupuntura y Moxibustión a universidades de todo el mundo.

7 نوفمبر 2008، تم إنشاء اللجنة العمل التعاوني لجامعة الإتحاد العالمي للوخز بالإبر لتوفير خدمات تعليم الوخز بالإبر للجامعات في جميع أنحاء العالم ، وتنظيم تعليم الوخز بالإبر وتحسين مستوى تعليم الوخز بالإبر.

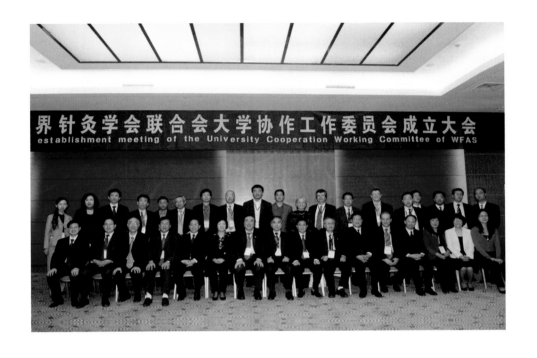

图 8-14　规范针灸教育

Standardized acupuncture education

Standardisation de l'éducation d'acupuncture

Стандартизация обучения иглоукалыванию

Educación estandarizada de Acupuntura y Moxibustión

تنظيم تعليم الوخز بالإبر

第八章

Chapter Ⅷ

Chapitre Ⅷ

Глава Ⅷ

Capítulo Ⅷ

الفصل الثامن

1996 年 9 月,世界针灸学会联合会在美国纽约召开的会员大会上通过了成立国际针灸水平考试委员会的决议。1997 年 11 月 2 日,世界针灸学会联合会成立了由来自 18 个国家和地区的 35 名专家组成的国际针灸医师水平考试委员会(图 8-15)。

On the WFAS General Assembly held in New York in September 1996, it was approved to establish the Committee of International Proficiency Test for Acupuncture-Moxibustion Practitioners. On 2 November 1997, the Committee was officially established consisting of 35 experts from 18 countries and regions.

En septembre 1996, la résolution portant création du Comité international d'examen d'acupuncture a été adoptée lors de l'Assemblée générale de la WFAS tenue à New York, aux États-Unis. Le 2 novembre 1997, la WFAS a établi le Comité international d'examen du niveau des praticiens d'acupuncture, qui se compose de 35 experts de 18 pays et régions.

В сентябре 1996 года на Общем Собрании членов, состоявшемся в Нью-Йорке США, было принято решение о создании Международного экзаменационного комитета по акупунктуре. 2 ноября 1997 года Всемирная Федерация Обществ Акупунктуры и Прижигания согласилась на создание Международного экзаменационного комитета для врачей акупунктуры, в состав которого входят 35 экспертов из 18 стран и регионов.

En septiembre de 1996, la resolución que establece el Comité Internacional para la Revisión de la Acupuntura fue adoptada en la Asamblea General de WFAS en Nueva York, Estados Unidos. En el 2 de noviembre de 1997, WFAS estableció el Comité Internacional para la Revisión del Nivel de Profesionales de la Acupuntura, que consta de 35 expertos de 18 países y regiones.

في مؤتمر الأعضاء الاتحاد العالمي لمؤسسة الوخز بالإبر والتشييح الذي عقد في نيويورك في سبتمبر 1996 ، تم الموافقة على إنشاء لجنة اختبار الكفاءة الدولية لممارسي الوخز بالإبر والكى. في 2 نوفمبر 1997 ، تم تشكيل اللجنة رسمياً وتتكون من 35 خبيراً من 18 دولة ومنطقة.

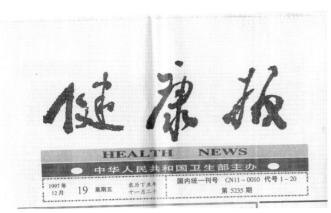

国际针灸医师水平考试委员会成立

本报讯 世界针联国际针灸医师水平考试委员会日前在北京成立。委员会由来自中国、日本、法国、美国、澳大利亚、埃及、阿根廷等19个国家和地区的35名委员组成。世界针联特别顾问、卫生部副部长兼国家中医药管理局局长张文康任名誉主任委员，主任委员由国家中医药管理局副局长李振吉担任，世界针联主席陈绍武兼任常务副主任委员。

成立世界针联国际针灸医师水平考试委员会，是世界针联1996年纽约会员大会作出的决定。其任务是针对目前国际上针灸教学、针灸从业人员水平高低缺乏统一标准的现状，委托一些具有权威性的针灸考试机构实施针灸水平考试，确认针灸医师的专业水平等级。同时，通过对针灸医师的水平考核，推动国际针灸教育的规范化进程，促进针灸从业人员整体水平的提高。

世界针联秘书长邓良月

说，委员会的成立仅仅是实施对国际针灸医师考核工作的开始，而制定出既趋向统一，又符合不同国家、不同层次针灸工作者需要的切实可行的针灸教育规范和与之相适应的国际针灸医师考核办法，将是一项长期的工作。（麻颖）

40年前，血液病被我国医学界视为"不治之症"。40年后的今天，我国对一些恶性血液病的诊断和治疗已达到国际先进水平。急性再生障碍性贫血3个月的病死率已由60年代的91.6%下降到今天的20%，生存率从零上升到83.3%；成人急性髓系白血病完全缓解率达80%以上，缓解者5年生存率达46%，部分患

表论文2500余篇，专著46部；获准发明专利7项；提出了血液病研究数十个之"最"，如在世界上最早提出了再生障碍性贫血的诊断标准，最早提出了一种新的白血病类型——亚急性粒细胞白血病，最早应用双呵哚类药物靛玉红治疗白血病……在国内最早建立了三株实验白血病模型，最早建立了急性单核细胞白血病系，最早开

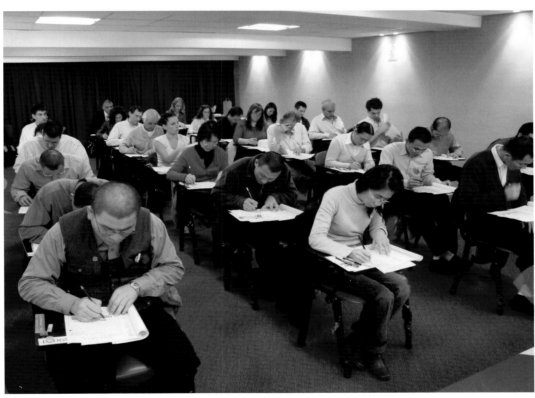

图 8-15 开展国际针灸考试

International proficiency test for acupuncture and moxibustion

Examen international d'acupuncture

Международный экзамен по акупунктуре и прижиганию

Examen internacional de la acupuntura y moxibustión

إجراء اختبار الوخز بالإبر الدولي

第八章

Chapter VIII

Chapitre VIII

Глава VIII

Capítulo VIII

الفصل الثامن

2007 年世界针灸学会联合会举办
"传统医学管理、立法与标准化论
坛"（图 8-16）。

WFAS held the Legislation,
Administration and Standardiza-
tion of Traditional Medicine Tri-
bune in 2007.

En 2007, la WFAS a organisé le
《Forum sur la gestion, la légis-
lation et la normalisation de la
médecine traditionnelle》.

В 2007 году Всемирная Федерация
Обществ Акупунктуры и Прижига-
ния провела 《Форум по вопросам
управления, законодательства
и стандартизации в области
традиционной медицины》.

En 2007, la WFAS celebró
el "Foro de Gestión, Legislación
y Normalización de la Medicina
Tradicional".

قام الاتحاد العالمي لمؤسسة الوخز بالإبر والتشييح بمنتدى
إدارة الطب التقليدي والتشريع والقياسي في عام 2007.

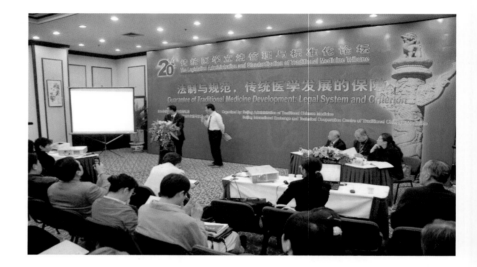

图 8-16　促进各国针灸立法

Promoting acupuncture legislation

Promotion de la législation de l'acupuncture dans les pays différents

Содействовать законодательству в области акупунктуры в разных странах

Promover la legislación de la acupuntura en diversos países

تعزيز تشريعات الوخز بالإبر في مختلف البلدان

2009 年 5 月 8 日,澳大利亚卫生部长会议批准将中医专业列入到新的卫生行业的国家注册和认证体系中。2012 年,澳大利亚实行中医专业国家注册(图 8-17)。

On 8 May 2009, Chinese medicine was approved to be included in the new National Registration and Accreditation Scheme (NRAS) for the Health Professions by Australian Health Minister. National registration for Chinese medicine and acupuncture practitioners started from 2012.

Le 8 mai 2009, le Conseil Australien du Ministre de la Santé a approuvé l'inclusion de la médecine chinoise dans le nouveau système national d'enregistrement et de certification pour l'industrie de la santé. En 2012, l'Australie a mis en place un enregistrement national pour la médecine chinoise.

8 мая 2009 года Совет министров Здравоохранения Австралии одобрил включение китайской медицины в новую национальную систему регистрации и сертификации в отрасли здравоохранения. В 2012 году в Австралии начали ввести национальную регистрацию для китайской медицины.

En el 8 de mayo de 2009, el Consejo Australiano de Ministros de Salud aprobó la inclusión de la medicina china en el nuevo sistema nacional de registro y certificación de la industria de la salud. En 2012, Australia implementó un registro nacional para la medicina china.

8 مايو 2009، وافق المؤتمر الأسترالي لوزراء الصحة على إدراج مهنة الطب الصيني في النظام الوطني الجديد للتسجيل وإصدار الشهادات في قطاع الصحة. عام 2012 ، انتهجت أستراليا تسجيلاً وطنياً لأخصائي الطب الصيني .

第八章

Chapter VIII

Chapitre VIII

Глава VIII

Capítulo VIII

الفصل الثامن

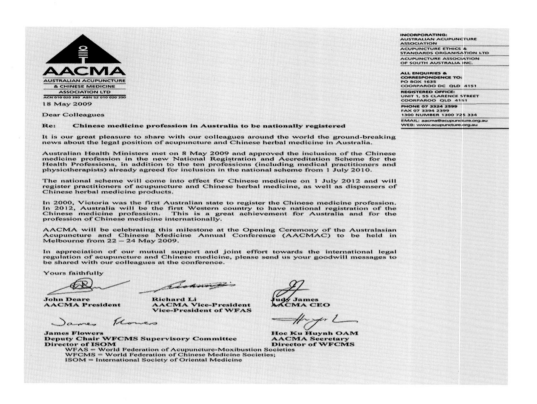

图 8-17 针灸在澳大利亚纳入注册与认证

National registration and accreditation of acupuncture in Australia

Enregistrement et certification de l'acupuncture en Australie

Регистрация и сертификация акупунктуры в Австралии

Registro y certificación de la acupuntura en Australia

التسجيل والاعتماد الوطني للوخز بالإبر في أستراليا

第八章

Chapter VIII

Chapitre VIII

Глава VIII

Capítulo VIII

الفصل الثامن

根据世界针灸学会联合会面向 99 个国家和地区开展的调查研究显示，截至 2019 年，65 个国家及地区承认针灸的合法地位，45 个国家及地区有针灸立法，39 个国家及地区的医保系统覆盖针灸疗法（图 8-18）。

According to a survey conducted by the WFAS in 99 countries and regions, as of 2019, 65 countries and regions recognized the legal status of acupuncture, 45 countries and regions had acupuncture legislation, and 39 countries and regions whose medical insurance systems covered acupuncture therapy.

Selon une étude menée par la WFAS dans 99 pays et régions, jusqu'en 2019, 65 pays et régions reconnaissent le statut juridique de l'acupuncture. La législation sur l'acupuncture est en place dans 45 pays et régions. Le système d'assurance médicale dans 39 pays et régions couvre l'acupuncture.

Согласно результатам исследования и обследований, проведенного Всемирной Федерацией Обществ Акупунктуры и Прижигания к концу 2019 года в 99 странах и регионах мира, законный статус акупунктуры признается в 65 странах, среди них 45 стран и регионов имеют правила иглоукалывания, и 39 стран и регионов имеют медицинскую страховку для оплаты терапии по акупунктуре.

Según una investigación realizada por la WFAS en 99 países y regiones, hasta 2019, 65 países y regiones reconocen el estado legal de la acupuntura y moxibustión. 45 países y regiones tienen legislación de acupuntura y moxibustión. El sistema de seguro médico de 39 países y regiones cubre la terapia de la acupuntura y la moxibustión.

وفقًا لمسح أجرته الاتحاد العالمي لمؤسسة الوخز بالإبر والتشييح ، تعترف 65 دولة ومنطقة من بين 99 تم التحقيق فيها بالوضع القانوني للوخز بالإبر والكي. تظهر النتائج الإحصائية أن عدد البلدان التي تعترف قانونًا بالوخز بالإبر والكي كدواء يزداد تدريجياً.

第八章

Chapter VIII

Chapitre VIII

Глава VIII

Capítulo VIII

الفصل الثامن

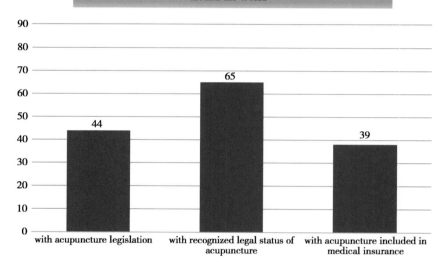

Survey of Acupuncture Policy Situation in 99 Countries around the World

图 8-18　针灸在各国立法情况统计

Legal status of acupuncture and moxibustion

Statistiques de la législation de l'acupuncture dans les pays différents

Ситуация с законодательством о акупунктуре в разных странах

Estadísticas sobre la legislación de la acupuntura y la moxibustión en diversos países

إحصاءات التشريعات للوخز بالإبر في البلدان

第八章

Chapter VIII

Chapitre VIII

Глава VIII

Capítulo VIII

الفصل الثامن

2016 年 10 月 10 日，世界针灸学会联合会"一带一路"中医针灸风采行活动走入布里亚特。布里亚特卫生部部长瓦列里·考热弗尼科夫参加讨论与签约（图 8-19）。

On 10 October 2016, WFAS "Belt and Road" Tour of TCM Acupuncture-Moxibustion came to the Republic of Buryat. Health Minister Valery Kovovnikov attended the event and signed an agreement with WFAS.

Le 10 octobre 2016, l'activité 《Ceinture et Route》Tour d'Acupuncture de MTC menée par la WFAS est tenue à Bouriatie. Valery Kozhevnikov, Ministre de la Santé de Bouriatie, a participé à la discussion et à la signature d'un mémorandum d'entente.

10 октября 2016 года Всемирная федерация обществ акупунктуры и прижигания начала деятельности по программе 《Один пояс и один путь》в Бурятии. Валерий Кожевников, министр Здравоохранения Бурятии, принял участие в обсуждении и церемонии подписания договора.

En el 10 de octubre de 2016, se llevó a cabo en Buriatia la actividad del Tour de Acupuntura y Moxibustión de la MTC "Franja y Ruta" dirigida por la WFAS. El Ministro de Salud de Buryat, Valery Kozhevnikov, participó en la discusión y la firma de un memorando de entendimiento.

في 10 أكتوبر 2016 ، جاءت جولة الاتحاد العالمي لمؤسسة الوخز بالإبر والتشييح "الحزام والطريق" أنشطة نمط الطب الصيني للوخز بالإبر والكيفي بورياتيا. وشارك وزير الصحة بورياتيا فاليري كازيفيلنيكوف في المناقشة والتوقيع .

第八章

Chapter VIII

Chapitre VIII

Глава VIII

Capítulo VIII

الفصل الثامن

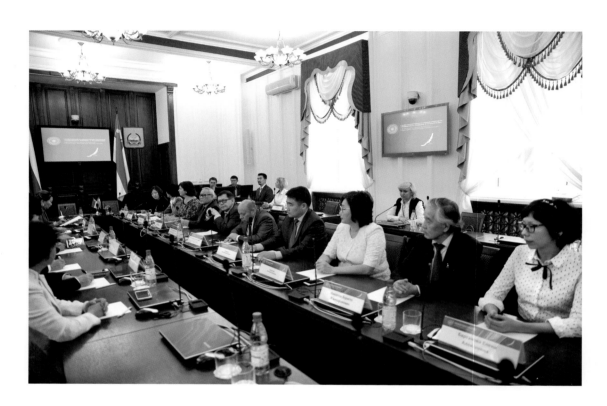

图 8-19　针灸在"一带一路"

Acupuncture and moxibustion on the Belt and Road

L'acupuncture sur《Ceinture et Route》

Акупунктура и прижигание в《Один пояс и один путь》

Acupuntura y Moxibustión en "la Franja y la Ruta"

الوخز بالإبر في " الحزام والطريق "

针灸备受各国关注(图 8-20，图 8-21)

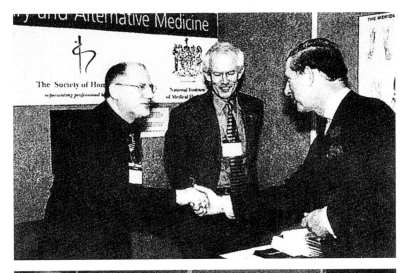

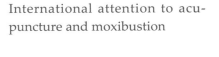

International attention to acupuncture and moxibustion

L'acupuncture a attiré beaucoup d'attention de divers pays

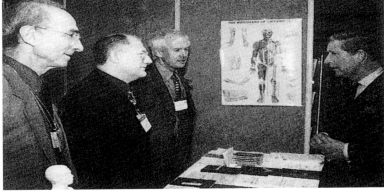

Акупунктура привлекает всё больше внимания в разных странах

图 8-20　英国查尔斯王子访问英国针灸协会，该协会成立于 1995 年。

Prince Charles visited the British Acupuncture Council which was founded in 1995.

Le prince Charles du Royaume-Uni a visité la British Acupuncture Association, créée en 1995.

Принц Чарльз Филипп Артур Джордж посетил Ассоциацию Обществ Акупунктуры, которая была основана в 1995 году.

El Príncipe del Reino Unido, Carlos, visitó a la Asociación Británica de Acupuntura y Moxibustión, lo que establecida en 1995.

La acupuntura ha atraído la atención de divesos países.

يزور الأمير تشارلز البريطاني الجمعية البريطانية للوخز بالإبر والتي تأسست في عام 1995.

اجتذلب الوخز بالإبر الاهتمام من جميع البلدان

第八章

Chapter VIII

Chapitre VIII

Глава VIII

Capítulo VIII

الفصل الثامن

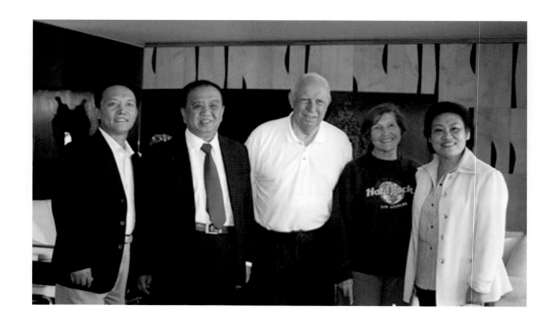

图 8-21　巴西副总统接见世界针灸学会联合会主席邓良月

Vice President of Brazil met WFAS President Deng Liangyue.

Rencontre entre le Vice-Président du Brésil et Deng Liangyue, Président de la WFAS.

Вице-президент Бразилии встретился с Дэн ЛянЮе, который является председателем Всемирной Федерации Обществ Акупунктуры и Прижигания

El Vicepresidente brasileño recibió a Deng Liangyue, presidente de la WFAS

التقى نائب رئيس البرازيل مع رئيس الاتحاد العالمي لمؤسسة الوخز بالإبر والتشبييح دينغ ليانغيو.

第八章

Chapter VIII

Chapitre VIII

Глава VIII

Capítulo VIII

الفصل الثامن

1996 年 9 月世界针灸学会联合会第四届会员大会暨世界针灸学术大会在美国纽约召开，美国总统克林顿致信美国针灸医学会主席洪伯荣祝贺大会召开（图 8-22）。

The Fourth General Assembly of WFAS and World Conference on Acupuncture-Moxibustion was held in September 1996 in New York, USA. The US President Bill Clinton sent a congratulatory letter to Dr. David P. J. Hung, President of American Acupuncture Association.

En septembre 1996, la 4e Assemblée Générale de la WFAS et le Congrès Internationale d'Acupuncture se sont tenues à New York (États-Unis). Le Président Américain Clinton a envoyé une lettre à Hong Borong, Président de l'Association Médicale Américaine d'Acupuncture pour lui féliciter le succès de la conférence.

В сентябре 1996 года в Нью-Йорке состоялась Четвертая Конференция для членов Всемирной Федерации Обществ Акупунктуры и Прижигания (Всемирная Научная Конференция по Акупунктуре). Президент США Билл Клинтон посылал поздравительное письмо президенту Американской ассоциации акупунктурной медицины Хун Байжуну

En septiembre de 1996, la 4ª Asamblea General de la WFAS y el Congreso Internacional de Acupuntura se celebraron en Nueva York (Estados Unidos). El Presidente de Estados Unidos, Bill Clinton, envió una carta a Hong Borong, Presidente de la Acupuntura American Medical, para felicitarlo por el éxito de la conferencia.

انعقدت الجمعية العامة الرابعة من الاتحاد العالمي لمؤسسة الوخز بالإبر والتشييح والمؤتمر العالمي حول الوخز بالإبر – الكى في سبتمبر 1996 في نيويورك ، الولايات المتحدة الأمريكية. بعث الرئيس الأمريكي بيل كلينتون برسالة تهنئة إلى الدكتور ديفيد ب. ج. هونغ ، رئيس الجمعية الأمريكية للوخز بالإبر.

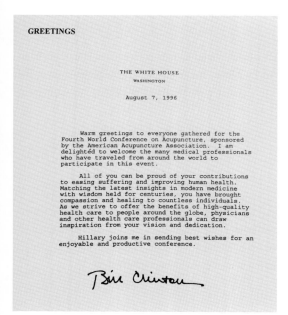

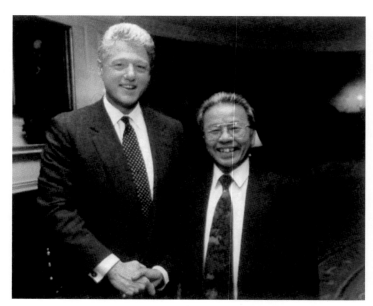

图 8-22　美国总统克林顿祝贺针灸大会召开

US President Clinton congratulated World Conference on Acupuncture-Moxibustion

Le Président Américain Clinton a félicité le succès du Congrès Internationale d'Acupuncture

Президент США Билл Клинтон направил поздравления в Международный конгресс по акупунктуре.

El Presidente de Estados Unidos, Bill Clinton, felicitó el éxito de la Conferencia Internacional de Acupuntura y Moxibustión

الرئيس الأمريكي بيل كلينتون يهنئ مؤتمر الوخز بالإبر

2007 年 WHO 官员张小瑞出席世界针灸学会联合会 20 周年学术会议（图 8-23）。

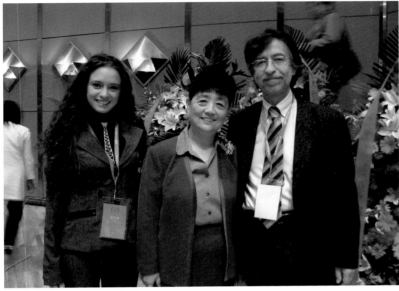

图 8-23　WHO 代表出席针灸大会

WHO official attended WFAS conference

Représentant de WHO assistent au Congrès Internationale d'Acupuncture

Представители ВОЗ приняли участие в международном конгрессе по акупунктуре

Representantes de la OMS asisten a la conferencia de Acupuntura

يحضر ممثلو WHO مؤتمر الوخز بالإبر

In 2007, Dr. Zhang Xiaorui attended the 20th anniversary and World Conference on Acupuncture-Moxibustion on behalf of WHO.

En 2007, Zhang Xiaorui, officiel de l'OMS, a participé au Congrès Internationale d'Acupuncture du 20e anniversaire de la WFAS.

В 2007 году представитель ВОЗ Чжан Сяожуй принял участие в 20-й юбилейной научной конференции Всемирной Федерации Обществ Акупунктуры и Прижигания.

En 2007, Zhang Xiaorui, el funcionario de la OMS, asistió a la Conferencia del 20ª Aniversario de la WFAS.

عام 2007، حضر المسؤول في منظمة WHO السيد تشانغ شياو روي المؤتمر الأكاديمي الـ20 للاتحاد العالمي للوخز بالإبر.

第八章

Chapter VIII

Chapitre VIII

Глава VIII

Capítulo VIII

الفصل الثامن

2012 年 11 月 16 日第七届执委会第四次会议在印尼召开，印尼教育文化部代表在开幕式上鸣锣开场（图 8-24）。

The 4th session of the 7th Executive Committee of WFAS was held in Indonesia on 16 November 2012. Official from Indonesian Ministry of Education and Culture announced open of this meeting.

La quatrième réunion du septième Comité Exécutif s'est tenue en Indonésie le 16 novembre 2012. Des représentants de Ministère de l'Éducation et de la Culture d'Indonésie ont sonné le gong lors de la cérémonie d'ouverture.

16 ноября 2012 года в Индонезии состоялось Четвертое заседание исполкома седьмого созыва, на церемонии открытия которого выступили представители Министерства образования и культуры Индонезии.

En el 16 de noviembre de 2012, la cuarta sesión del séptimo Comité Ejecutivo de WFAS se celebró en Indonesia. Los representantes del Ministerio de Educación y Cultura de Indonesia tocaron el timbre en la ceremonia de apertura.

16 نوفمبر 2012، عقد الدورة الرابعة للجنة التنفيذية السابعة في إندونيسيا، وافتتح مندوب وزارة التعليم والثقافة الإندونيسية حفل الافتتاح بضربة الصنج.

第八章

Chapter VIII

Chapitre VIII

Глава VIII

Capítulo VIII

الفصل الثامن

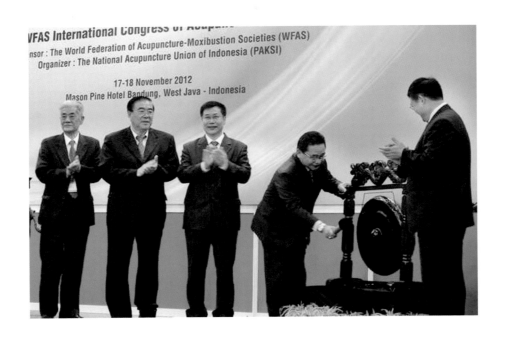

图 8-24　印尼重视针灸交流

Acupuncture exchange in Indonesia

L'Indonésie attache de l'importance aux échanges d'acupuncture

Индонезия придает большое значение обмену информацией о акупунктуре

Indonesia otorga importancia a los intercambios de la acupuntura y moxibustión

تولى الحكومة اندونيسيا همية لتبادلات دولية الوخز بالإبر والتشييح

第八章

Chapter VIII

Chapitre VIII

Глава VIII

Capítulo VIII

الفصل الثامن

2015 年世界针灸学会联合会国际针灸大会在加拿大多伦多召开，总理哈珀写信祝贺（图 8-25）。

WFAS 2015 International Symposium on Acupuncture-Moxibustion was held in Toronto, Canada. Prime Minister Stephen Harper sent a congratulatory letter.

En 2015, le Congrès Internationale d'Acupuncture de la WFAS s'est tenue à Toronto, au Canada. Le Premier Ministre Harper a écrit une lettre pour le féliciter.

В 2015 году в Торонто, Канада, состоялся Международный конгресс по акупунктуре. Премьер-министр Канады господин Харпер направил поздравительное письмо.

En 2015, la WFAS se celebró el congreso Internacional de Acupuntura y Moxibustión en Toronto de Canadá. El Primer Ministro Harper escribió una carta para felicitarlo.

عقدت الندوة الدولية من الاتحاد العالمي لمؤسسة الوخز بالإبر والتشييح في تورنتو، كندا. بعث رئيس الوزراء ستيفن هاربر برسالة تهنئة.

PRIME MINISTER · PREMIER MINISTRE

I am pleased to extend my warmest greetings to everyone attending the World Federation of Acupuncture- Moxibustion Societies (WFAS) Toronto 2015, hosted by the Chinese Medicine and Acupuncture Association of Canada (CMAAC) in cooperation with the Acupuncture and Traditional Chinese Medicine (TCM) community in Canada.

This conference provides you with an opportunity to take stock of the growth and increased awareness of Traditional Chinese Medicine in Canada. The program and collegial format encourage you to share knowledge with fellow practitioners, make new connections, and explore issues of mutual interest.

Your efforts will complement those of Health Canada's Advisory Council on Traditional Chinese Medicines to ensure that alternative approaches to healing are delivered in a safe and reliable manner. I am certain that you will benefit from your deliberations and will leave the meeting inspired to put what you have learned into practice.

Please accept my best wishes for a productive conference.

The Rt. Hon. Stephen Harper, P.C., M.P.

OTTAWA
2015

图 8-25　加拿大总理祝贺

Congratulatory letter from Canadian Prime Minister

Félicitations du Premier Ministre du Canada

Поздравления из премьер-министра Канады

Felicitaciones de Primer Ministro de Canadá

رسالة تهنئة من رئيس الوزراء الكندي

2017 年 4 月 28 日，毛里求斯总统阿米娜·古里布·法基姆接见了世界针灸学会联合会中医针灸专家团（图 8-26）。

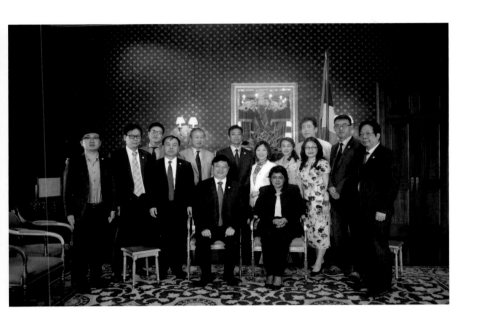

图 8-26　毛里求斯总统接见世界针联专家团

Mauritius President met WFAS expert delegation

La Président de Maurice reçoit la délégation des experts de la WFAS

Президент Маврикии встретился с группой экспертов Всемирной Федерации Обществ Акупунктуры и Прижигания

La presidenta de Mauricio recibe a la delegación de expertos de WFAS

استقبال رئيسة موريشيوس بعثة الخبراء من الاتحاد العامي لجمعيات الوخز بالإبر

On 28 April 2017, Mauritius President Ameenah Gurib-Fakim met with WFAS delegation composed of experts on TCM and acupuncture-moxibustion.

Le 28 avril 2017, madame Ameenah Gurib-Fakim, Président de Maurice a reçu la délégation chinoise des experts d'acupuncture de la WFAS.

28 апреля 2017 года президент Маврикии Амина Гулиб Факим (Ameenah Gurib-Fakim) встретился с группой экспертов Всемирной Федерации Обществ Акупунктуры и Прижигания.

El 28 de abril de 2017, la Presidenta de Mauricio Ameenah Gurib-Fakim recibió a la delegación de expertos en acupuntura y moxibustión de la MTC de la WFAS.

28 أبريل 2017 ، استقبلتْ رئيسة موريشيوس أمينة غوريب فاكيم (Ameenah Gurib-Fakim) بعثة الخبراء من الإتحاد العالمي لجمعيات الوخز بالإبر والكي الصينية .

第八章

Chapter VIII

Chapitre VIII

Глава VIII

Capítulo VIII

الفصل الثامن

2007 年世界针灸学会联合会成立 20 周年,原国务院副总理吴仪发来贺信(图 8-27)。

In 2007,Wu Yi, former Vice Premier of China State Council, sent a letter of congratulation to the 20th anniversary of WFAS.

En 2007, à l'occasion du 20ᵉ anniversaire de la création de la WFAS, madame Wu Yi, Ex Vice-Premier Ministre du Conseil d'État Chinois a envoyé une lettre de félicitations.

В 2007 году бывший вице-премьер Госсовета Китая У И направил поздравительное письмо для празднования 20-летия со дня основании Всемирной Федерации Обществ Акупунктуры и Прижигания.

En 2007, Wu Yi, Ex Viceprimer Ministro del Consejo de Estado Chino envió una carta de congratulación a 20 años aniversario del establecimiento de WFAS.

بعثت نائبة رئيس مجلس الدولة الصينية وو يي برسالة تهنئة بمناسبة الذكرى الـ20 لتأسيس الاتحاد العالمي لمؤسسة الوخز بالإبر والتشييح في عام 2007.

第八章

Chapter VIII

Chapitre VIII

Глава VIII

Capítulo VIII

الفصل الثامن

中华人民共和国国务院

贺 信

　　欣闻由世界卫生组织、世界针灸学会联合会、中国中医科学院共同主办的世界针灸学会联合会成立20周年庆典暨世界针灸学术大会在北京召开，我谨代表中国政府向大会表示热烈祝贺！并向来自世界各国从事针灸医学工作的专家学者和朋友们表示诚挚的欢迎！

　　包括针灸在内的中医药学是中国人民在长期劳动实践和与疾病斗争的经验积累中逐步形成的独特而系统的科学理论和诊疗方法，为维护人类健康做出了卓越的贡献。在医疗卫生事业快速发展的今天，针灸医学以其简单易行、经济实用、疗效确切的优势日益受到世界医学界的广泛重视，成为中外医学交流的重要内容，是实现世界卫生组织提出的"人人享有卫生保健"目标的重要医疗手段。

　　希望通过本次大会的召开进一步增进世界针灸学界的交流与合作，深化对针灸医学的理论和实践研究，促进包括针灸在内的中医药学的繁荣发展，为人类健康作出更大的贡献。

中华人民共和国国务院副总理

二〇〇七年十月十九日

图 8-27　中国政府重视针灸发展

Attention from the Chinese government

Le gouvernement chinois attache de l'importance au développement de l'acupuncture

Правительство Китая придает огромное внимание развитию акупунктуры.

El gobierno chino atribuye importancia al desarrollo de la acupuntura

تولى الحكومة الصينية أهمية لتطوير الوخز بالإبر والتشييح

第八章

Chapter VIII

Chapitre VIII

Глава VIII

Capítulo VIII

الفصل الثامن

中华人民共和国
中医药法

中国中医药出版社

中华人民共和国主席令

第五十九号

《中华人民共和国中医药法》已由中华人民共和
国第十二届全国人民代表大会常务委员会第二十五次
会议于 2016 年 12 月 25 日通过，现予公布，自 2017
年 7 月 1 日起施行。

中华人民共和国主席　习近平
2016 年 12 月 25 日

2017 年 7 月 1 日，《中华人民共和国中医药法》施行(图 8-28)。

On July 1st 2017, the *Law of the People's Republic of China on Traditional Chinese Medicine* entered into force.

Le 1er juillet 2017, la *Loi de la République Populaire de Chine sur la Médecine Traditionnelle Chinoise* est entrée en vigueur.

1 июля 2017 года, "Закон Китайской Народной Республики по традиционной китайской медицине" вступил в силу.

El 1 de julio de 2017 entró en vigor la *Ley de la República Popular China sobre Medicina Tradicional China.*

في يوم 1 يوليو 2017، دخل ((قانون الطب الصيني التقليدي صيدليته لجمهورية الصين الشعبية)) حيز النفاذ.